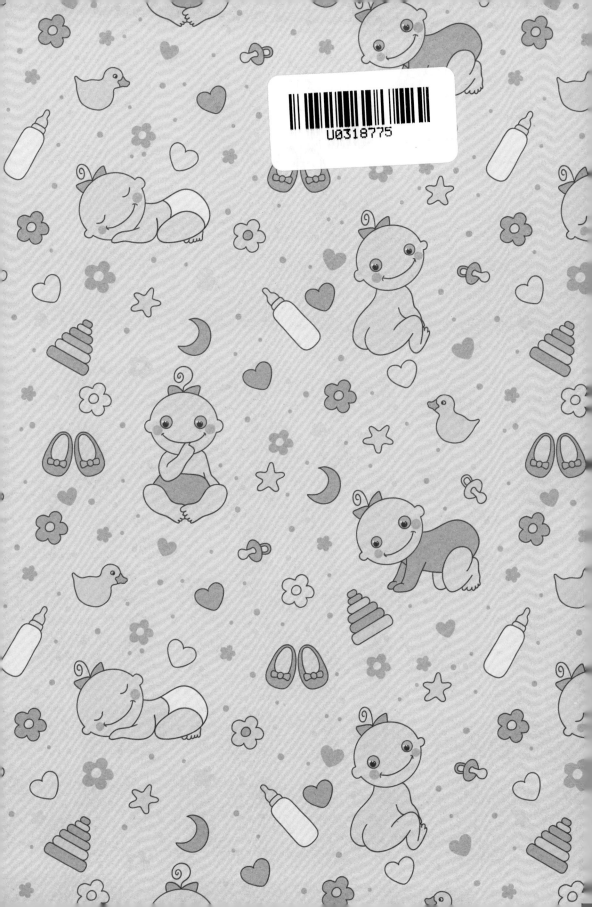

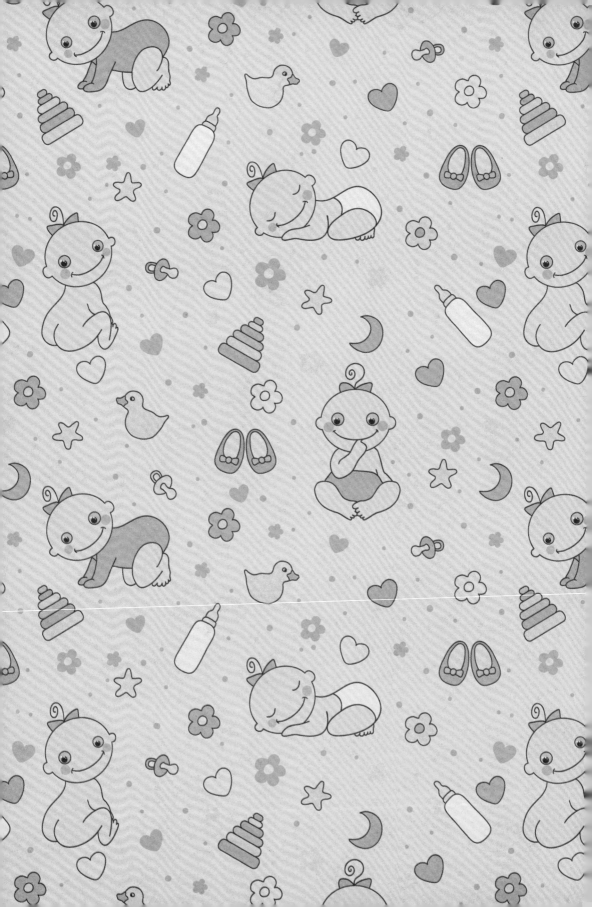

速查

40周孕期保健+胎教方案

中国人民解放军火箭军总医院
妇产科副主任医师
医学博士

张小燕

◎编著

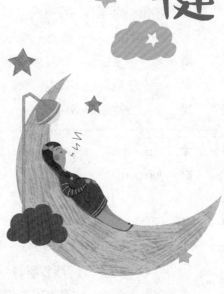

浙江科学技术出版社

图书在版编目（CIP）数据

40周孕期保健+胎教方案速查 / 张小燕编著. —杭
州：浙江科学技术出版社，2017.8
ISBN 978-7-5341-7505-3

Ⅰ.①4… Ⅱ.①张… Ⅲ.①妊娠期—妇幼保健—基
本知识②胎教—基本知识 Ⅳ.①R715.3②G610.8

中国版本图书馆CIP数据核字(2017)第045595号

书　　名	40周孕期保健+胎教方案速查
编　　著	张小燕

出版发行	浙江科学技术出版社
	杭州市体育场路347号　　邮政编码：310006
	办公室电话：0571-85176593
	销售部电话：0571-85062597　　0571-85058048
	E-mail:zkpress@zkpress.com
排　　版	北京明信弘德文化发展有限公司
印　　刷	北京中创彩色印刷有限公司
经　　销	全国各地新华书店

开　　本	710×1000　1/16	印　张	16.75
字　　数	200 000		
版　　次	2017年8月第1版	印　次	2017年8月第1次印刷
书　　号	ISBN 978-7-5341-7505-3	定　价	32.80元

责任编辑	王巧玲　仝　林	**责任印务**	田　文
责任校对	顾旻波　陈宇珊	**责任美编**	金　晖

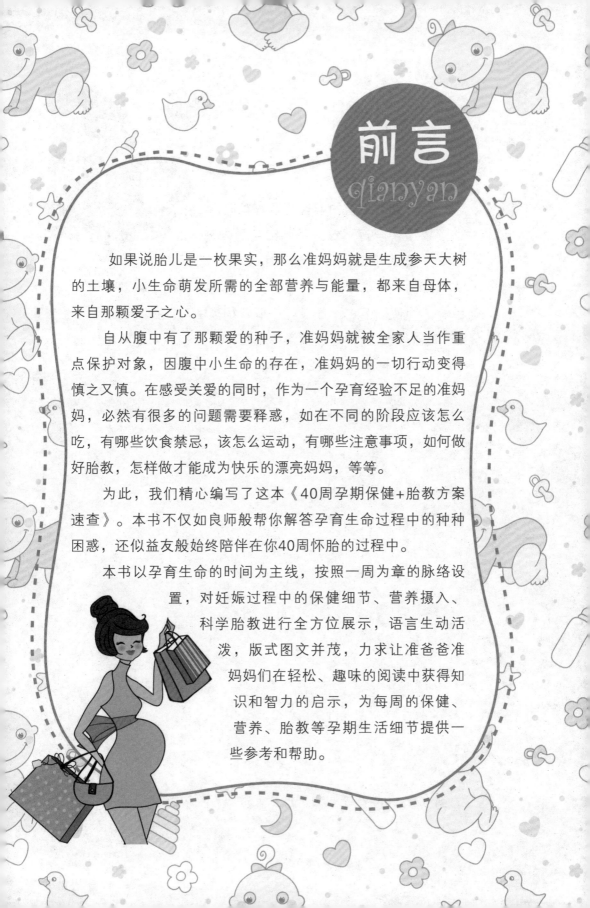

前言
qianyan

如果说胎儿是一枚果实，那么准妈妈就是生成参天大树的土壤，小生命萌发所需的全部营养与能量，都来自母体，来自那颗爱子之心。

自从腹中有了那颗爱的种子，准妈妈就被全家人当作重点保护对象，因腹中小生命的存在，准妈妈的一切行动变得慎之又慎。在感受关爱的同时，作为一个孕育经验不足的准妈妈，必然有很多的问题需要释惑，如在不同的阶段应该怎么吃，有哪些饮食禁忌，该怎么运动，有哪些注意事项，如何做好胎教，怎样做才能成为快乐的漂亮妈妈，等等。

为此，我们精心编写了这本《40周孕期保健+胎教方案速查》。本书不仅如良师般帮你解答孕育生命过程中的种种困惑，还似益友般始终陪伴在你40周怀胎的过程中。

本书以孕育生命的时间为主线，按照一周为章的脉络设置，对妊娠过程中的保健细节、营养摄入、科学胎教进行全方位展示，语言生动活泼，版式图文并茂，力求让准爸爸准妈妈们在轻松、趣味的阅读中获得知识和智力的启示，为每周的保健、营养、胎教等孕期生活细节提供一些参考和帮助。

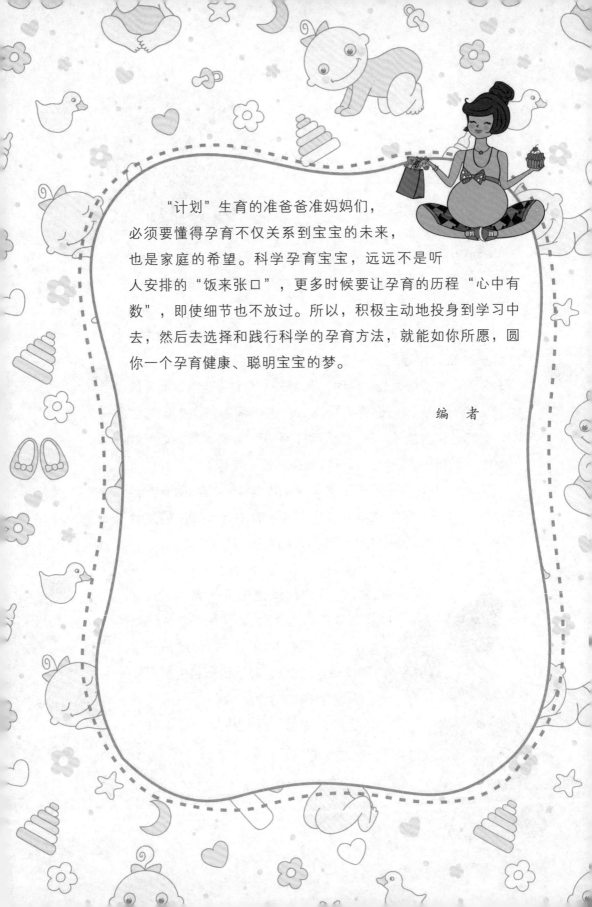

　　"计划"生育的准爸爸准妈妈们，
必须要懂得孕育不仅关系到宝宝的未来，
也是家庭的希望。科学孕育宝宝，远远不是听
人安排的"饭来张口"，更多时候要让孕育的历程"心中有
数"，即使细节也不放过。所以，积极主动地投身到学习中
去，然后去选择和践行科学的孕育方法，就能如你所愿，圆
你一个孕育健康、聪明宝宝的梦。

编　者

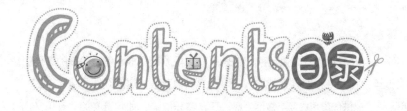

Contents 目录

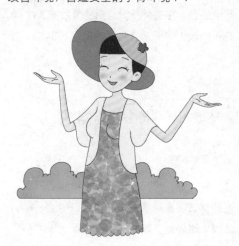

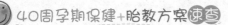
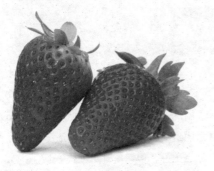

Part7 第7周：神经系统的轮廓已接近完成

Part8 第8周：胚胎看起来像一颗葡萄

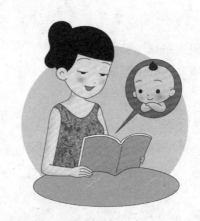

Part9 第9周：胚胎期的小尾巴消失

Part10 第10周：胎儿像扁豆荚

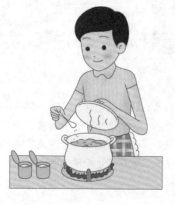

Part11 第11周：胎儿生殖器变清晰

Part12 第12周：胎儿已初具人形

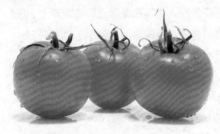

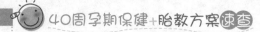

Part16 第16周：胎儿会在子宫里玩耍了

Part17 第17周：胎儿的听力逐渐形成

Part18 第18周：全身的骨骼开始长硬

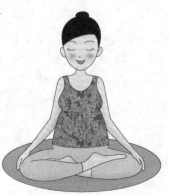

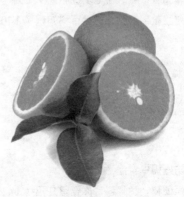

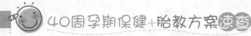
Part22 第22周：胎儿牙齿开始发育

Part23 第23周：看起来是一个缩小的婴儿了

Part24 第24周：宝宝身体比例开始匀称

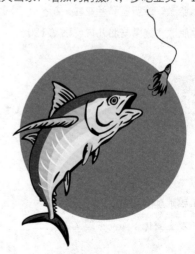

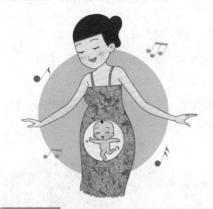

Part25 第25周：胎儿舌头上的味蕾正在形成

Part26 第26周：胎儿开始睁开眼睛看世界了

Part27 第27周：胎儿的听觉神经已发育完全

Part28　第28周：脑组织细胞明显增加

Part29　第29周：胎儿听觉系统发育完成

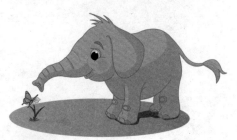

Part30　第30周：胎儿显得十分活跃

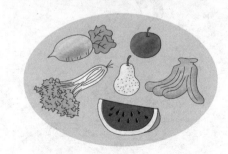

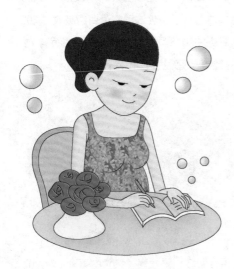

Part37 第37周：胎儿的
头发长得又黑又密

Part38 第38周：胎儿的
头已经完全入盆

Part39 第39周：宝宝很快
就会来到这个世界

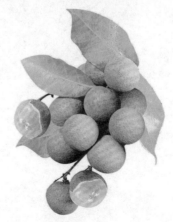

Part40 第40周：大多数宝宝都会准时娩出

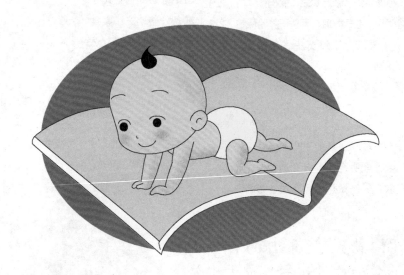

Part1 第1周：还处在孕前准备之中

此时的你，正是末次月经进行的时候，还没有怀孕，身体也没什么变化。可接下来你将要经历生命中最难忘的历程，从现在开始，你将进入一个全新的时期，祝你好"孕"！

◉保健细节

排除身体各种疾病交好"孕"

你已经做好当妈妈的准备了，而你的身体却有可能存在着某些疾病。虽然只是一些普通的疾病，却可能会加重你原本的病情，并且影响你在孕期的健康和胎儿的正常生长发育，甚至引起胎儿发育畸形。例如：一些女性认为阴道炎对妊娠无大碍，对孕前阴道炎的治疗不重视。殊不知，阴道炎会导致阴道分泌物增多，从而影响精子的穿透能力，影响怀孕。因此，这些疾病最好在怀孕前得到控制或者治愈，这样才能使你平安地度过孕期，怀上一个健康宝宝。

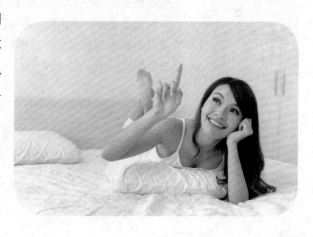

准确推算排卵日的方法

如何找准排卵日，让精子和卵子擦出火花？以下几种方法有助于女性准确推算排卵日。

方　法	内　容
使用避孕优生检测镜	检测时用舌尖将一滴唾液滴在载玻片上，风干或灯下烤干后即可目测，每日检测一次。如果出现典型羊齿状结构，就表示有排卵，对图辨认，可在家使用，既方便又简单。
一步法排卵检测	尿液中促黄体生成激素（LH）约在排卵前24小时达到最高峰，LH浓度的增高成为测试排卵的最佳指标，可直接目测检测结果。如果出现两条有色条带且检测线等于或深于对照线的显色，表明已出现LH峰值，表示将在24~48小时内排卵。
试纸检测法	药店有专门的试纸出售，通过试纸颜色的变化确定是否排卵，方法简便，价格也不贵。
观察宫颈黏液的变化	可以通过观察阴道分泌物的变化判断排卵日。当白带出现较多且异常稀薄，呈鸡蛋清样，清澈、透明、高弹性、拉丝度长的那天很可能就是排卵日。如果你足够细心，甚至能够感觉出排卵时一侧下腹会有隐痛感。
测量基础体温	在经过6~8小时的睡眠后，醒来未进行任何活动所测得的口腔温度就是基础体温。基础体温一般需要连续测量3个以上月经周期才能得出结论。将每天的体温用曲线标出来，体温升高0.5℃以上的那天就是排卵日。

如何提高受孕概率

也许你正在考虑现在是不是要孩子的好时机，或者你可能已经在积极尝试怀孕，或者准备怀孕的你感到无助，那么，什么时候好"孕"会降临呢?

排卵期受孕率最高

一项最新的研究结果表明：在排卵期当天及前5天，性交受孕率较高，受孕率的"顶点"是排卵那天。建议在排卵期开始前5天就同房，每天1次或隔天1次，而且在排卵期结束之后继续，连续数月，就极有可能怀孕。

🌸最佳受孕时刻

据研究，人在一天之中的生理变化是不同的，通常情况下，人体的功能在7~10时处于上升的趋势，16时以后则呈下降趋势，17时以后则再次呈上升趋势，到了23时以后又急剧下降。综合分析，21~22时是一天当中受孕的最佳时间。

🌸最利于受孕的姿势

总是保持男上女下的体位似乎是件很乏味的事，但这却是女性受孕的最佳姿势。采取这种体位时，位于上方的男性一次次冲刺能更深更近地触到女方宫颈，等于无形中帮助精子更快更容易地"找到"卵子并与之结合。而对女方而言，平躺仰卧的姿势方便精液射在宫颈口周围，当宫颈外口浸泡在精液中时，给精子进入子宫创造了有利条件。

避开烟酒等受孕不利因素

你已经开始准备要一个可爱的宝宝了，首先要注意健康的生活方式，远离烟酒，保持身体的健康状态。在有计划的受孕过程中，不要接触有毒物质，如麻醉剂、农药、铅、汞、镉等，以及须停吃药物，远离照射X线等放射性物质。这时要保持身体的轻松闲适，不要在大强度运动和过度疲劳的状态下受孕。

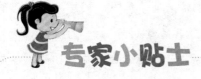

有一项研究认为，每日吸烟30支的男子，畸形精子可超过20％，备孕爸爸吸烟可导致新生儿畸形，吸烟越多，其比例越高。

●营养保健

煮夫当家：饮食多样化，注意补充叶酸

本周还没有怀孕，还处于孕前准备阶段。孕前科学饮食主要是为男女双方提供合格的精子和卵子服务，其次要为女方做好孕期的营养准备。

对于男性来说，五谷杂粮和芝麻、花生等富含微量元素锌的食物，以及动物蛋白较多的猪肝、瘦肉以及新鲜蔬菜和各种水果，会对男子精液的产生和优化起到良好的促进作用。

对于女性来说，除了要饮食多样化外，还要注意补充多种维生素和优质蛋白，尤其是叶酸的补充，为怀孕做好生理上的准备。

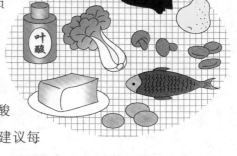

叶酸可预防胎儿发育畸形。研究显示，服用叶酸4周以上，体内叶酸缺乏的状态才能得到明显改善。一般建议每天补充叶酸400微克，这对于孕前就缺乏叶酸的人或曾经生育过神经性畸形儿的孕妇有很好的效果。专家建议，从孕前3个月开始就应多摄入富含叶酸的动物肝脏、深绿色蔬菜及豆类食物。

鸡肉煲菠菜：富含叶酸

【原料】鸡肉600克，菠菜100克，冬菇4朵，葱段、姜片、冬笋、蚝油、酱油、白糖、精盐、淀粉、料酒、植物油各适量。

【制作】鸡肉洗净，切成小块；菠菜洗净，用沸水焯一下，切段；冬菇洗净，切成块；冬笋切成片。锅中放植物油烧热后，用葱段、姜片爆香，加入鸡块、冬菇及蚝油翻炒片刻；放料酒、精盐、白糖、酱油及冬笋，炒至鸡肉熟烂；菠菜放在砂锅中铺底，将炒熟的鸡肉倒入即可。

【功效】菠菜含有丰富的叶酸，其最大功能是保护胎儿免受脊柱裂、脑积水、无脑等神经系统畸形之害。同时，菠菜富含的B族维生素还可预防准妈妈盆腔感染、精神抑郁、失眠等常见的孕期并发症。

鲍汁西蓝花：富含叶酸、维生素

【原料】西蓝花200克，香菇5朵，水发黑木耳、植物油、鲍鱼汁、熟猪油、胡椒粉、料酒、精盐、鸡精、白糖、葱姜末、水淀粉、鸡汤各适量。

【制作】西蓝花洗净，掰成小块，放入开水锅中焯一下捞出；香菇洗净切片。炒锅放植物油烧热，下葱姜末炝锅，再倒入香菇略炒。锅置火上，放熟猪油烧热，下葱姜末、胡椒粉煸出香味，烹入料酒，倒入鸡汤；倒入西蓝花、香菇和黑木耳炒匀。加入适量鸡汤、鲍鱼汁、精盐、白糖、鸡精炒匀，并用水淀粉勾芡即可。

【功效】西蓝花营养价值高，富含叶酸和B族维生素等，有稳定血压、缓解焦虑等功效。本品可防治佝偻病，补充维生素、叶酸。

把住嘴：夫妻要戒烟禁酒

戒烟

香烟中的有害成分通过血液循环进入生殖系统，会直接或间接地发生毒性作用。尤其是男性，经常吸烟会造成精子畸形。准备怀孕的夫妻，在计划怀孕前 3～6个月就应戒烟。计划怀孕的女性应远离吸烟的环境，减少被动吸烟带来的危害。

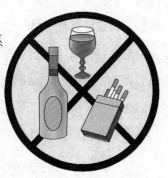

禁酒

夫妻一方或双方酗酒会影响卵子或精子的发育，造成精子或卵子畸形，受孕时形成异常受精卵，影响顺利着床和胚胎发育，甚至导致流产。受酒精损害的生殖细胞所形成的胎儿往往发育不正常，如肢体短小、体重轻、发育差、智力低下等。计划怀孕的夫妻最好在孕前3～6个月开始禁酒。

●知识储备

了解胎教：胎教能提高胎儿的智商

事实证明，受过胎教与没有受过胎教的婴幼儿，其智商有很大差距。美国费城一家生理研究所对200多名受过胎教的4～7岁儿童进行调查，结果发现：受过胎教的儿童比没有接受胎教的对照组智商要高20%～45%。国内的胎教专家也对胎教的作用进行了鉴定：将41例在妊娠期间定时接受音乐、语言、抚摸等胎教内容的新生儿分别于出生后的第4天、第5天、第6天进行行为神经监测与评估，并与26例非胎教新生儿进行分组对照。结果显示，胎教组新生儿的安慰反应、对光习惯形成、对声音习惯形成、非生物听定向反应、非生物视定向反应等9项行为能力，得分及总分均明显高于非胎教组。

调节情绪：准妈妈要保持良好的情绪

胎儿是一个活泼敏感的小生命，他的发育与准妈妈紧密相关，受准妈妈情绪影响很明显。好心情孕育出来的孩子性格平和，坏心情孕育出来的孩子一般容易烦躁、体质不佳。那么，准妈妈一般在什么情况下能保持好心情呢？一言以蔽之，就是"满足时刻"，包括食欲获得满足，爱情、亲情获得满足，有着强烈幸福感的时候。所有这些心情舒适的状态，腹中的胎儿也一样能感受得到。当他能感到舒适、愉悦的时候，心灵便获得成长。也就是说，在妊娠期间始终保持心情愉悦，就是对胎儿最好的胎教。

要想做到这一点，需要注意以下两个方面：

● 家庭成员要尽可能创造和谐、欢乐的生活气氛，夫妻之间要多交流、多理解，尤其是发生不愉快的时候，准爸爸要多从积极的方面开导准妈妈，避免准妈妈心情受到不良刺激。

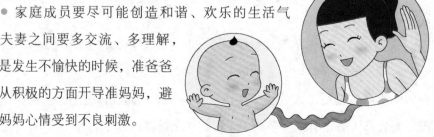

● 准妈妈自己同样要正确对待生活中发生的大大小小的矛盾，对一些无足轻重的事情，不要过分认真和计较，尤其不应该多疑，尽量减少对家里其他人的误解。即使遇到什么不愉快的事情，也要大度一些，多多自我宽慰。这样，情绪也就不容易波动了。

改善环境：营造安全的孕育环境

为了让宝宝安全健康地降临人间，此时必须准备一个最舒适、健康的内外环境，才会使准妈妈顺利度过妊娠、分娩的过程。

准妈妈体内环境对胎儿的影响

胎儿从一个卵泡受精后，便开始了生命的起点，生长在母体子宫这个内环境里了。在这个环境里有来自准妈妈腹腔内肠蠕动产生的肠鸣音、腹主动脉内血液流动的声音等，也有来自外界的说话声、音乐声或噪声等。如果准妈妈心情愉快且满意自己的身体状态，"宫"中的宝宝便能在恬静舒适的环境中健康地成长。

相反，如果准妈妈的身体素质和营养状况不佳，则会直接影响胎儿的体质健康。如准妈妈患有心肺功能不全、严重贫血（尤其是大细胞性贫血）、妊娠高血压综合征时，胎儿就容易出现畸形或死于宫内。

外环境对胎儿的影响

关于外环境对胎儿的影响，目前也有较多的研究或调查。已经很清楚的有以下几种因素：职业和嗜好的影响、家庭氛围的影响、环境污染的影响。

● 和谐的社会环境：怀孕后准妈妈的工作环境应尽可能优化，要避开噪声和强烈刺鼻的化学气味，不干繁重工作，不要上夜班或长时间加班，尽可能调换到轻松的岗位上去。工作期间应注意多休息，避免过度疲劳对胎儿产生各种不利的影响。

● 温馨美满的家庭环境：家是准妈妈度过妊娠期最主要的地方，夫妻相亲相爱是家庭气氛的基调。同时准爸爸要尽可能做好家务，上下班不要忘记向妻子问安，这些充满爱意的做法必将使准妈妈感到满足和惬意。

理论上说，排卵—受精—孕卵自输卵管游走至宫腔—着床需要10多天的时间。因此，你会在本周末，也就是月经期结束后的第2周后期进入排卵期，你的身体会排出一颗卵子，它会静静等候着精子的到来。

● 保健细节

对号入座：警惕危害较大的几种职业

随着社会的发展，越来越多的女性进入各行各业的工作中成为职业女性，而一些职业对母婴健康均可造成严重危害，要及时调离。

职业危害中的化学因素，如从事含有铅、汞、镉、砷等工种的女工，在孕期应暂时调离岗位。又如从事苯、甲苯、二甲苯、二硫化碳、氯乙烯、氰化物及生产抗癌药等职业的女工在孕前也应暂时调离工作岗位。再就是从事农业生产的女性孕前应避免接触农药。

职业危害中还有许多物理因素，如各种电磁辐射、X射线等。孕妇的工作场所如噪声超标，也可导致所生的孩子中枢神经发育异常及低智商。强烈的全身振动（如风动工具、电动工具等），易使胎儿窒息，产时无力。高温作业的孕妇易生神经性畸形儿。

在孕前及孕期忌参加重体力劳动，如土方、石方作业，还应避免参加某些特殊体位的工作，如电焊工（需频繁弯腰、下蹲）和攀登等。

床上用品：床铺别太硬，选好被褥

孕期保健需要细致到位，为了准妈妈的身体健康，要为其创造一个良好的休息环境，选择床上用品就成了重中之重。那么，准妈妈应该怎样选择床上用品呢？以下几点需要注意。

🌸 床铺的选择

准妈妈适宜睡木板床，上铺较厚的褥子，以避免因床板过硬而缺乏对身体的缓冲力，从而转侧过频、多梦易醒。

🌸 枕头的选择

准妈妈的枕头以9厘米（平肩）高为宜。枕头过高迫使颈部前屈而压迫颈动脉。颈动脉是大脑供血的通路，受阻时会使大脑血流量降低而引起脑缺氧。

🌸 被褥的选择

理想的被褥是全棉布包裹棉絮或蚕丝。不宜使用化纤混纺织物做被套及床单。因为化纤布容易刺激皮肤，引起孕妇皮肤瘙痒。

另外，在冬季寒冷时节，一定要选择质量比较好的棉被保暖，应选择贴身、柔软、轻、保暖的被褥。

排除隐患：
远离猫、狗等宠物

准妈妈应远离猫、狗等宠物，以免感染弓形虫病。弓形虫病是一种寄生虫疾病，可以通过宠物进行传染。

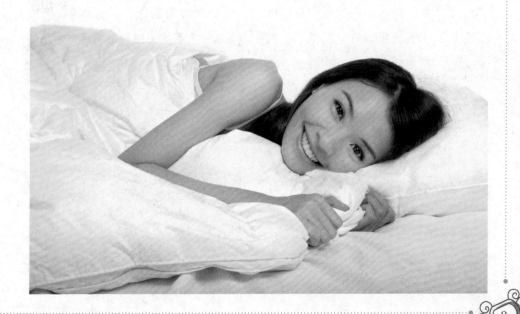

弓形虫可通过母体的血液、胎盘、子宫、羊水、阴道等多种途径，使胚胎或胎儿感染，引起流产、死胎或严重的脑、眼等部位疾患。所以准妈妈最好与自己的宠物做一个短暂的告别。

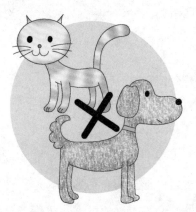

但是，很多人对自己的宠物已经有了深厚的感情，不愿寄养在别处，那么，一定要在怀孕前为自己和宠物做一个检查，如果体内抗弓形虫抗体为阳性，那么准妈妈就可以把它们留在家里。但需要注意的是，应该至少每月带其去宠物医院检查一次，以确保百分之百的安全。

谨慎用药：不宜接种疫苗

胎儿期是细胞分化、组织器官发育迅速的时期，很容易受到药物等外界因素的影响，尤其是妊娠的前3个月内，宝宝的重要器官都是在这个时期内形成的，药物致畸的可能性就更大。即使是维生素、叶酸等营养类药物，也应在医生的指导下使用，因为过量服用有可能出现中毒现象。例如，妊娠期大量服用维生素D，可致胎儿的高钙血症和智力低下；而大剂量补充维生素A，则可在妊娠早期造成胎儿畸形或流产。

此外，为避免患上传染病而接种疫苗，对准妈妈来说也是不适宜的，在整个孕期里准妈妈都不能接种疫苗。

●营养保健

煮夫当家：多吃有助于受孕的食物

黄鳝、鱼、虾、豆类及其制品、猪腰、鹌鹑肉、瘦肉、蛋类等食物不仅富含优质蛋白，还含有较多的精氨酸，有益于备孕。新鲜蔬果、动物肝肾、花生、芝麻等食品中富含多种维生素，对蛋白质的合成、代谢等有直接作用，有利于生殖健康。猪血、菠菜、红枣等养血的食物，虾皮、芝麻酱、海带、紫菜、骨头汤等补钙的食物，以及绿叶蔬菜、坚果等补叶酸、补锌的食物也都有助于健康受孕。

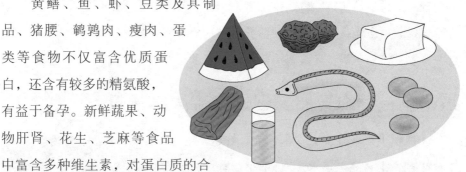

牛肉卷心菜：富含叶酸，补铁、镁

【原料】卷心菜100克，牛肉250克，香油、精盐、花椒粉、姜片各适量。

【制作】用保鲜膜把洗干净的卷心菜包起来，放在微波炉里加热2分钟后，拿出来切块备用。在锅中加水烧沸，放入牛肉、姜片等，牛肉煮熟后捞出，凉后切片；把卷心菜、牛肉片盛入盘中，拌入香油、精盐、花椒粉即可。

【功效】卷心菜的叶酸含量很高，微波炉加热或水煮都是非常正确的烹饪方法，高温炒、煮和油炸则容易破坏蔬菜中的营养成分。牛肉不仅是优质的动物蛋白的来源，而且富含铁、镁、钾等矿物质。

草莓绿豆粥：化阴养胃，补充多种营养素

【原料】草莓、糯米各250克，绿豆100克，白糖适量。

【制作】草莓择洗干净；绿豆淘洗干净，用清水浸泡4小时；糯米淘洗后

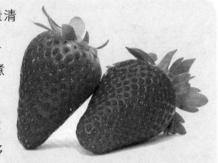

与浸泡好的绿豆一并放入锅内，加入适量清水，用大火烧沸后，转小火煮至米粒开花、绿豆酥烂时，加入草莓、白糖搅匀，稍煮一会儿即可。

【功效】此粥含有丰富的蛋白质、碳水化合物、钙、磷、铁、锌、维生素C等多种营养素。中医学认为，酸甜化阴养胃，适于早期妊娠之准妈妈食用，特别适合在夏季、初秋食用，还具有清热解毒、消暑利水等作用。

黑米粥：养血育胎，促进宝宝大脑发育

【原料】黑米30克，粳米70克，红枣、银耳、芝麻、黄豆各适量。

【制作】黄豆用温水浸泡1小时，换水洗净；银耳泡软后择去老蒂；红枣去核。将黑米与粳米一起放入清水中淘洗干净，加清水适量，煮约1小时后，加入黄豆、红枣及洗净的芝麻，继续煮约30分钟即可。根据口味，可以在食用时加入白糖。

【功效】对准妈妈来说，常食此粥，有利于准妈妈及胎儿的健康，尤其对胎儿的大脑发育有着特殊作用。

把住嘴：忌食甲鱼

甲鱼是人们喜爱的水产滋补佳品，它无论蒸煮、清炖，还是烧卤、煎炸，都风味香浓。甲鱼味道鲜美，营养价值高，含丰富的优质动物蛋白，其壳为名贵中药材。甲鱼具有较高的药用食疗价值，有滋阴潜阳、强身补肾的作用。甲鱼人人想吃，但并非人人皆宜，尤其准妈妈需忌食。甲鱼性寒味咸，有较强的通血脉、散瘀块的作用，因而有一定的堕胎作用，尤其是鳖甲其效果更强。准妈妈孕期不宜食用甲鱼，以免吃后引发胃肠不适等病症，或产生其他不良反应。

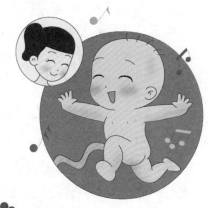

◉知识储备

了解胎教：
金点子造就良好胎教

胎教的方法很多，下面介绍几种常见的胎教方法，供准爸爸和准妈妈参考。

✿ 营养胎教

营养胎教是指根据孕初、中、晚期胎儿的发育特点，合理摄取食物中的各种营养素，以食补、食疗的方式确保胎儿能从母体内摄取足够的营养成分的胎教方式。

✿ 情绪胎教

情绪胎教是指准妈妈通过良性手段，排除一些对胎儿不好的负面情绪，创造清新的氛围及平和的心境，使胎儿在良性氛围中健康成长的胎教方式。

✿ 音乐胎教

音乐胎教是指通过乐曲，促进胎儿大脑神经元的轴突、树突及突触的发育，为优化后天的智力和发展音乐天赋奠定基础的胎教方式。

✿ 环境胎教

环境胎教是指夫妻双方在准备受孕前6个月开始学习环境卫生知识，在孕程中保持环境的清洁卫生和身体健康，以便安胎养胎的胎教方式。

✿ 行为胎教

行为胎教是指准妈妈要约束自己的一言一行，树立良好的榜样，从而对胎儿产生良好影响的一种胎教方式。

✿ 光照胎教

光照胎教是指给腹中的胎儿以适当的光亮刺激，以促进胎儿视网膜光感细胞的功能尽早完善的胎教方式。

调节情绪：
学会缓解工作压力

现代人最大的压力莫过于工作，要生存必须工作，要发展必须工作。

工作也成了衡量一个人社会价值的重要标准。准备生育的夫妻为了稳定的生活，为了实现自身的价值，不得不努力工作。

但是，工作当中会遇到很多的问题与矛盾，如一些事业发展前景良好的育龄女性，怕生育会使自己失去来之不易的职位，不敢怀孕。即使用人单位不会因生育辞掉员工，不少女性仍担心在孩子成长的过程中，必须花费大量的精力，从而无法实现自己事业上的更好发展。这使得很多女性精神非常紧张，压力非常大，很容易导致生殖内分泌系统功能失调，使卵巢不再分泌女性激素（荷尔蒙）及不排卵，月经也就开始紊乱甚至闭经。在这种情况下，也可能出现不易怀孕的情况。

男性工作压力大，就会在心理上排斥性生活，使得夫妻生活不和谐。久而久之，就可能产生心理上的障碍，造成性功能障碍影响到性生活。而且，工作中的情绪还会不自觉地带到生活中，影响夫妻之间的和谐相处。

因此，孕前夫妻要学会自我调节工作压力，合理安排生活，培养多种兴趣，使生活更加丰富多彩，消除不健康的情绪。

改善环境：
远离噪声环境

噪声对人体健康的危害越来越引起人们的重视。研究表明，女性如果经常处于高分贝的噪声区，在怀孕后，会使准妈妈内分泌功能紊乱，可能诱发子宫收缩引起流产、早产，或者会对胎儿的听觉器官造成损害，甚至会导致宝宝某些先天性畸形。

所以在孕前，女性无论在生活还是在工作中都应该尽量减少接触噪声环境。如：暂时调离吵闹的工作环境，减少去闹市区的次数；在家中听音乐或看电视时把音量调低；少去KTV等娱乐场所；居室窗户采取密封及双层真空玻璃，以隔绝室外噪声干扰；天花板上使用吸音板，可以减少楼上噪声下传；家里最好选置木质家具，这是天然吸收噪声的材质；给冰箱底座加个脚垫，减少冰箱产生的噪声等。

适量运动：
常慢跑有助怀孕

慢跑有助于减肥，增强心肺功能，锻炼腿部肌肉，最重要的是慢跑还能使性激素分泌增加，性欲增强，起到补肾生阳的作用，这显然对孕育是十分有利的。对于准备孕育宝宝的夫妻来说，孕前经常慢跑，也是一种不错的选择。

慢跑可根据自己的实际情况采用不同的方式。原来缺少锻炼或体质较差者，开始时可采取慢跑和走路交替的方法。原来有一定锻炼基础或体质较好者，也可一开始就进行慢跑锻炼。慢跑时动作要放松自然，呼吸要深长有节奏，不要憋气。跑的速度不宜过快，要保持均匀的速度，以主观上不觉得难受、不喘粗气、不面红耳赤、可与同伴边跑边说话为宜。客观上慢跑时每分钟心率以不超过180减去年龄数为度。

慢跑即将结束时，要逐渐减慢速度，使生理活动慢慢缓和下来，不可突然停止。经过较长时间的慢跑之后，人体内的血液循环加快，如果马上静止不动，四肢的血液不能很快循环到大脑和心脏，就会出现暂时性缺氧，引起头晕、恶心或呕吐。因此，慢跑后一定要做好调理活动，如出汗较多，应及时擦干，穿好衣服，适量饮水，休息20～30分钟后再进行洗理沐浴。

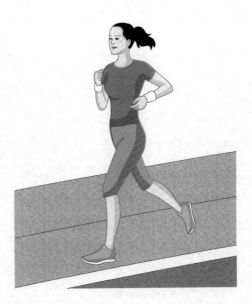

Part3 第3周：受精卵已经形成

你将进入排卵期，受孕开始，精子和卵子相遇而成受精卵，受精时互相激活，遗传物质相互融合，新生命诞生。受精卵一边分裂增殖，一边经输卵管移动至子宫，准备着床。

◉保健细节

少入厨房，准妈妈远离"油烟杀手"

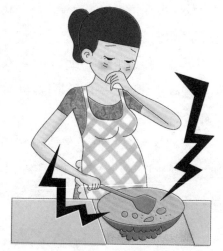

一些喜欢做饭的女性在怀孕后仍然会在厨房里忙碌。殊不知，厨房油烟已经成为现代社会危害人们健康的一大杀手。小小的空间内散布的油烟会随空气侵入人体呼吸道，进而引起疾病，医学上称为"油烟综合征"。得了这种综合征的人常会出现食欲减退、心烦、精神不振、嗜睡、疲乏无力等症状。

准妈妈应少进厨房，并尽可能把停留在厨房里的时间缩短，厨房里应保持良好的通风换气。

注意阴道卫生，每天用清水冲洗

本周，准妈妈的阴道分泌物会增多，因此一定要注意阴部的清洁卫生，每天应当用清水冲洗外阴部，不要冲洗阴道内。冲洗阴部时，一定要注意按照从前向后的顺序，切不可先擦拭或清洗完肛门再擦拭或清洗外阴部，避免交

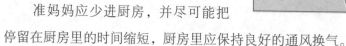

又感染。另外，准妈妈还要勤换内裤，洗净的内裤要在日光下暴晒，以利杀菌。

日光浴虽好，但切莫时间过长

日光中的紫外线是一种具有较高能量的电磁辐射，有显著的生物学作用。多晒太阳，能促使皮肤在日光紫外线的照射下制造维生素D，进而促进钙吸收和骨骼生长。

但是，一定强度的日光也可使皮肤受到紫外线的伤害，故准妈妈晒太阳必须适度，不要过长时间地进行日光浴。日光浴可使准妈妈脸上的色斑点加深或增多，出现妊娠蝴蝶斑或使之加重。日光对准妈妈皮肤的损害，还可能导致日光性皮炎（又称日晒伤或晒斑），尤其是初夏季节，人们的皮肤尚无足量黑色素起保护作用时更易发生。

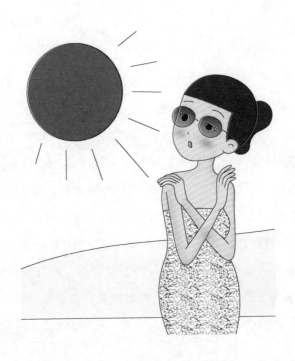

●营养保健

煮夫当家：补叶酸且摄取微量元素

这是一个新生命的开始，也是准妈妈新生活的开始。这个时期准妈妈在补充叶酸时，也应该加强多种微量元素的吸收，因为微量元素锌、铜等也参与了宝宝中枢神经系统的发育。尤其是锌的需求量大大增加，为了避免孕期由于微量元素的缺乏而造成宝宝神经系统发育障碍，在均衡饮食的同时也可以适当吃一些香蕉、动物内脏，还有葵花子、花生、松子等坚果类食品，这些食品中富含锌。

牛肉甜椒丝：补充多种营养素

【原料】牛肉、甜椒各200克，蒜苗段15克，植物油、酱油、甜面酱、精盐、味精、嫩姜、淀粉、鲜汤各适量。

【制作】牛肉去筋洗净切丝，加入精盐、淀粉拌匀，将甜椒、嫩姜分别切成细丝。取碗一只，放入酱油、味精、鲜汤、淀粉，调成芡汁。炒锅置火上，放入植物油，烧至六成热，放入甜椒丝炒至断生，盛入盘内。炒锅再置火上，放入植物油，烧至七成热，入牛肉丝炒散，放甜面酱炒至断生，再放入甜椒丝、姜丝炒出香味，烹入芡汁，最后加入蒜苗段，翻炒均匀即可。

【功效】本品含丰富的蛋白质、钙、磷、铁、锌及多种维生素，其中甜椒含维生素C居各种蔬菜之首，它所含的辣椒素，能健胃、发汗，促进消化液分泌，增强肠胃蠕动，有助消化。准妈妈常食，可增进食欲，并能防治便秘。

番茄焖青豆：提供优质蛋白及丰富维生素

【原料】番茄1个，青豆300克，火腿肠50克，植物油、精盐、胡椒粉、鸡精、白糖各适量。

【制作】番茄入沸水略焯烫，撕皮切丁；火腿肠切成丁。锅内放植物油烧至六七成热时，下青豆略炒；加适量清水、精盐和白糖，烧沸后，用中火煮至青豆松软、汁少时，放番茄丁、火腿丁合炒，用鸡精、胡椒粉调味即可。

【功效】此菜富含优质的植物蛋白和丰富的维生素，非常适合准妈妈食用。

莲藕炖猪蹄：增加营养，利于哺乳

【原料】莲藕600克，猪蹄1只，猪蹄筋300克，植物油、姜丝、精盐、冰糖、蚝油、黑糯米酒各适量。

【制作】莲藕洗净，去皮切块，猪蹄斩件，放入开水汆一下；猪蹄筋洗净，用开水汆后冷却待用。锅内倒入植物油烧热，放入姜丝爆香，放入莲藕炒1~2分钟，再放猪蹄、猪蹄筋炒，然后注入1200毫升清水，并加入调味料，以中火烧45分钟即可。

【功效】本品含有多种维生素和矿物质，准妈妈常吃不仅可以增加营养，还可以为以后母乳喂养打好基础。

把住嘴：忌食螃蟹

螃蟹是公认的食中珍味，曾有"一盘蟹，顶桌菜"的民谚。螃蟹中含蛋白质、脂肪、碳水化合物、磷、铁和各种维生素，有散瘀血、通经络、抗结核、续筋接骨等功效，是滋补的佳品。螃蟹虽好，但也不是人人都适合食用。螃蟹性寒味咸，有活血祛瘀的作用，故对准妈妈不利，尤其是蟹爪，有明显的堕胎作用，在妊娠期间忌食。

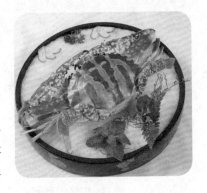

●做对胎教

知识胎教：
准妈妈是胎教的主角

要学好并做好"胎教"这门功课，每个准妈妈必须首先懂得什么是"养胎"，什么是"教胎"。

"养胎"是指一个受精卵在母体内10个月成长发育的全过程。因此，"十月怀胎，一朝分娩"这句古语不仅道尽了人们对母亲孕育生命的期盼和礼赞，也道出了母亲在养胎过程中付出的艰辛和努力。

那么，什么又是"教胎"呢？说到教，你可能马上联想到教育、教养，其实"教胎"的"教"更强调的是准妈妈对宝宝的感化和影响。因为我们知道，宝宝更多的是通过感觉与外部世界取得联系的，唯有外部对他的感觉刺激才能作用于他的生长发育，进而达到影响他向好的方面成长的目标，这就是实行胎教的目的。

总之，科学的胎教唯有立足于"养胎"，才能达成"教胎"。这与准妈妈有着千丝万缕的联系。

怡情胎教：
要保持一颗宁静的心

所谓"宁静"，是指不急不躁、不郁不怒、情绪安定、心情愉悦等精神状态。现实生活中准妈妈难免会碰到挫折和矛盾，十月怀胎天天做到宁静，实属不易。这既有准妈妈自身修养的问题，也有准妈妈每天"停泊的港湾"的安定问题，更与准爸爸的爱护和长辈的宽容等有关。因此，只有把一切矛盾或不愉快处理好了，准妈妈才能真正保持一个宁静祥和的心理状态。

下面我们就来说说宁静是怎样炼成的：

早晨是一天中最美好的时光，准妈妈每天出门前对着镜子微笑，并且告诉自己"我很漂亮"。这么做不是自恋，而是对自己心灵的安抚与激励。

在傍晚的时候，吃完晚饭，和丈夫一起出去散步，一边慢慢绕着小区走几圈，一边和丈夫聊聊家常，谈谈未来的孩子，让他感受做爸爸的幸福。这样做既可以让这一天都充满朝气与活力，还可以把这种"宁静"的美好情绪传达给胎儿。

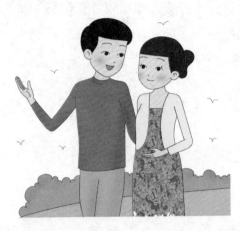

运动胎教：
散步是最好的运动

准妈妈孕期做适当运动是一种很好的间接胎教。运动可帮助准妈妈预防便秘和静脉曲张，使关节韧带变得柔软，腹部肌肉更有力量，还可避免自身及胎儿的体重增长过多，减轻孕期身体的种种不适，从而在分娩时顺利生出宝宝。孕初，为了预防流产，准妈妈最好的运动就是散步。

户外散步是一种非常适宜准妈妈的运动。人的双脚上有无数的神经末梢与大脑紧密相连，并与体内各个器官有脉体连接。同时，脚部也是足三阴经的起点及足三阳经的终点。加之小腿（踝）关节以下有60多个穴位，经常散步就会刺激这些穴位，增强血液流动、调理脏腑、疏通经络，从而改善全身器官组织的功能。因此，散步具有健身防病、促进睡眠、促进消化吸收和排泄的作用。另外，散步也是陶冶心情、调节身心疲劳的有效手段，对母体和胚胎都有益。

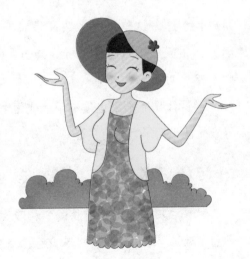

Part4 第4周：胚胎无法用肉眼看到

怀孕第4周时，你可能还没有什么感觉，但胚芽已经悄悄地在你的子宫里成长了，胚胎已经在子宫内"着床"，或称"植入"。此时无法用肉眼看到胚胎，但现在与未来的几周内，你体内的胚胎细胞将以惊人的速度分裂成长。

●保健细节

补充黄体素，预防习惯性流产

怀孕后卵巢开始分泌黄体素。妊娠初期接受超声波检查时，经常看到卵巢长水瘤，这些绝大多数都是属于黄体囊肿，至妊娠满3个月就会自动消失，如贸然开刀切除，可能会伤害胎儿造成流产。因此，除非必要，否则不要开刀。

而黄体功能不足也是不孕症或习惯性流产的原因之一。黄体过早萎缩，导致无法维持子宫良好的着床环境，最好的解决方式是直接补充黄体素。

准妈妈"修长城"越少越好

"修长城"是对玩麻将的一种戏称，也是非常受欢迎的一种娱乐活动。而对于准妈妈来说，玩麻将越少越好，原因有以下几点：

● 保持不变的坐姿过久，会使颈椎韧带和附近肌肉处于不平衡的紧张状态，很容易得颈椎病、痔疮等疾病。

● 由于静坐不动，腿部压迫微循环致使循环受阻，易引起下肢麻木。

● 久玩麻将还会影响休息、妨碍睡眠，扰乱了饮食起居规律，导致患上"麻将综合征"。

● 麻将赌博时精神高度紧张，赢时兴奋，输时沮丧，长时间下来会引起神经系统和心血管系统疾病等，对准妈妈的身心健康极其不利。

不要去人多的公共场所

在怀孕初期感染风疹、流感、水痘等疾病，不仅会伤害胎儿正在发育的中枢神经系统，而且还会造成流产、死亡、畸形等。因此，要避免去人流拥挤的地方，像影剧院、商场等封闭的公共场所，尤其在冬、春季节流感高发期。另外，孕妇在人多的地方因自身不便，让人挤来挤去，容易摔倒，即使不摔倒也容易受到腹部压迫，造成流产。

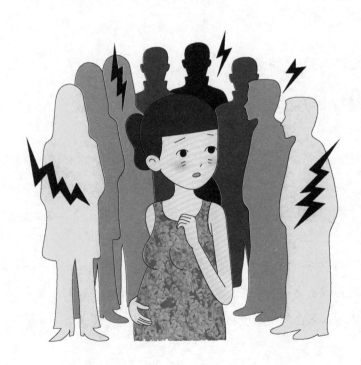

●营养保健

煮夫当家：注意补充优质蛋白

蛋白质是构成组织和细胞的重要成分，一切细胞的原生质都以蛋白质为主。妊娠期，准妈妈血液量的增加，身体免疫能力的增强，胎儿生长发育及准妈妈每日活动能量消耗等，都需要从食物中摄取大量的蛋白质来供给。

孕初的准妈妈要摄取充足的蛋白质，以满足胎儿发育的需要。否则，容易造成胎儿发育不全、成长迟缓或身体过小。尤其在本周的胚胎形成期，蛋白质为细胞的迅速分化成长提供了物质基础。

猪肝芦笋卷：富含叶酸，补充微量元素

【原料】猪肝400克，芦笋250克，料酒、姜末、蒜末、精盐、咖喱粉、胡椒粉各适量。

【制作】用料酒、姜末、蒜末把猪肝片腌渍10～15分钟；芦笋洗净，去根去皮，切成长短适中的段；用腌渍好的猪肝包住芦笋段；把包好的猪肝芦笋卷撒上咖喱粉、精盐和胡椒粉，烤箱温度设为200摄氏度，放入烤箱中烤7分钟左右即可。

【功效】芦笋的叶酸含量是蔬菜中最高的，最佳的食用方式是在开水中焯一下，直接浇上橄榄油就吃，而用烤箱可以大量驱除猪肝中的油脂。芦笋嫩茎中含有丰富的蛋白质、维生素、矿物质和人体所需的微量元素等。

参枣米饭：体虚气弱、食欲不振者食用

【原料】党参10克，红枣20枚，糯米250克，白糖适量。

【制作】将党参、红枣放在瓷锅内，加水泡发，然后煎煮30分钟，捞出党参、红枣，药液备用；先将糯米淘洗干净，放在大瓷碗中，加水适量，蒸熟后，扣在盘中，然后把党参、红枣摆在糯米饭面上；将参枣汁加白糖，煎浓后倒在枣饭上即可。

【功效】本品健脾益气，适合于体虚气弱、乏力倦怠、心悸失眠、食欲不振的准妈妈食用。

炒鲜芦笋：健脾养胃，增强准妈妈食欲

【原料】鲜芦笋300克，植物油、精盐、味精、姜末、水淀粉、香油各适量。

【制作】将鲜芦笋洗净整理干净，抹刀切成3.3厘米长的段，沸水中焯透，捞出过凉，沥净水分备用。炒锅上火烧热，加适量植物油，用姜末炝锅，添少许汤，加精盐、味精，再下芦笋，翻炒均匀，用水淀粉勾芡，淋香油，出锅装盘即可。

【功效】本品具有健脾养胃、增进食欲的功效，适合准妈妈食用。

把住嘴：忌吃薏苡仁

薏苡仁营养价值很高，被誉为"世界禾本科植物之王"；在欧洲，它被称为"生命健康之禾"，在日本，近年又被列为防癌食品，因此身价倍增。

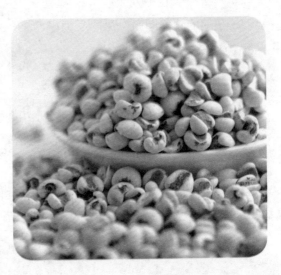

但对于准妈妈来说，薏苡仁却要忌食，因为薏苡仁为滑利之品，有堕胎的作用。药理实验证明，薏苡仁对子宫平滑肌有兴奋作用，可促使子宫收缩，导致诱发流产的可能。因此，准妈妈要忌食。

●做对胎教

知识胎教：准爸爸是胎教的最佳配角

准爸爸是胎教的重要参与者，在胎教中有着义不容辞的责任，主要应做好以下几方面的工作：

✿当好"后勤部长"

准妈妈一个人要承担两个人的营养，非常劳累。如果营养不足或食欲不佳，不仅会使妻子体力不支，而且会严重地影响胎儿的智力发育，因为宝宝的智力形成的物质基础，有2/3是在胚胎期形成的。所以，丈夫要关心妻子孕期的营养问题，尽心尽力当好妻子的"后勤部长"。

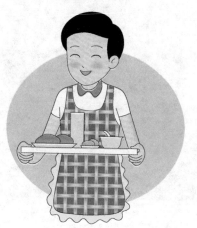

✿风趣幽默处事

妻子由于妊娠后体内激素分泌变化大，产生种种令人不适的妊娠反应，因而情绪不太稳定。此时妻子特别需要向丈夫倾诉，丈夫唯有用风趣的语言及幽默的笑话宽慰及开导妻子，才是稳定妻子情绪的良方。

✿丰富生活情趣

早晨陪妻子一起到环境清新的公园、树林或田野中去散步，做做早操，嘱咐妻子白天晒晒太阳。这样，妻子会感到丈夫的温馨体贴，心情也会舒畅惬意。

✿协助妻子胎教

丈夫对妻子的体贴与关心，给胎儿的抚摸与"交谈"，都是生动有效的情绪胎教。

总而言之，在胎教过程中，丈夫应加倍关爱妻子，让妻子多体会家庭的温暖，避免妻子产生愤怒、惊吓、恐惧、忧伤、焦虑等不良情绪，保持心情愉快、精力充沛。

怡情胎教：
缓解烦躁的情绪

妊娠初期的准妈妈心理与身体的压力会比平时大一些，会莫名地心烦不安，再加上孕期的种种不适，会让很多准妈妈情绪沮丧低落。这时不妨给自己讲个小笑话，缓解一下疲惫的神经。

❀味道好极了

一位好莱坞导演决定送给他母亲一件生日礼物。他听说有一只小鸟能讲12种语言，还可以唱10首著名的歌曲，立即决定买下这只鸟送给母亲，为此他花了5万美元。在他母亲生日的第2天，他给母亲打电话："你觉得这只鸟怎么样，妈妈？"他母亲愉快地回答道："味道好极了！"

音乐胎教：
如何选择胎教音乐

准妈妈在选择胎教音乐时，要从以下几个方面考虑：

● 胎儿需要安静的生长、发育环境，母体是胎儿赖以生存的环境，建议准妈妈不要让胎儿直接听音乐。

只要音乐能为准妈妈营造一个好的心境，这种愉快的情绪能给胎儿的生长发育带来正面的影响即可。

● 选择那些让自己听了觉得心情愉快的音乐，让自己和胎儿在喜欢的音乐里放松身心，这才是音乐胎教的最终目的。

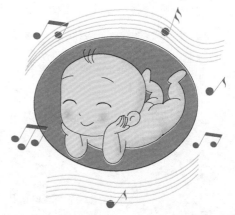

● 由于胎儿的耳蜗正处于发育阶段，极易遭受噪声损害，对2000赫兹以上的高音尤为敏感，所以胎教磁带中若出现2000赫兹以上高音时，必将损害胎儿的听力。因此，选择胎教音乐时一定要注意频响范围，不要让音乐变成噪声。

● 即使是质量有保证的胎教音乐，也不是多多益善。如果胎教音乐听得时间过长，再好的音乐也可能会变成噪声。此外，音乐素质的培养和熏陶不是短时间内就可以做到的。

联想胎教：
想象宝宝可爱的样子

从胎教的角度来看，孕妇想象的作用是非同小可的，它能通过意念转化，渗透在胎儿的身心感受之中，影响着胎儿成长过程。

准妈妈宜按照自己心灵的愿望和理想的模式孕育腹中的胎儿。具体地说，从受孕开始，你就需要多看一些喜欢的儿童画和照片，再仔细观察你们夫妻双方，以及双方父母的相貌特点，取其长处进行综合，在头脑中形成一个清晰的印象，并反复进行描绘，把美好的愿望具体化、形象化，想象着孩子应具有什么样的面貌、什么样的性格、什么样的气质等。对于全面综合起来的具体形象，以"就是这样一个孩子"的坚定信念在心底默默地呼唤，使之与腹内的胎儿同化。久而久之，你所希望的将潜移默化地变成了胎教，就可以做到用自己的意象塑造理想中的宝宝形象。

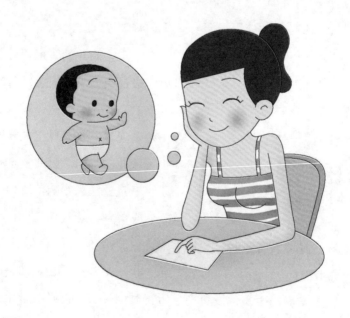

孕5周，在你的子宫里胚胎正迅速地生长。现在，胚胎大概有0.6厘米长，像苹果籽一样。准妈妈此时应特别注意自己的日常起居、饮食营养等问题了。

●保健细节

不要轻易改变家具摆放位置

如果准妈妈有经常变换家具位置的习惯，那么现在就暂时放弃吧，而且还要提醒家人不要这么做。虽然变换家具位置能给准妈妈带来新鲜感，但它的代价有可能是伤害到准妈妈肚子里的宝宝。因为准妈妈已经习惯于原来的摆放秩序了，一旦变了位置，准妈妈没反应过来，没准一转身就撞在桌子角上或被椅子绊个跟头。这些对于准妈妈来说都是极其不安全的。

尽量避免烫发染发

准妈妈们烫发染发应该慎重。烫发剂含有化学物品，动物实验证明，烫发剂有一定的致癌性；染发剂也有不少

种类，会引起皮肤过敏反应。有不少人因为染发，造成头皮发炎、红肿，甚至掉发。

目前对烫染发剂有没有致畸性还有待研究，可这些药剂毕竟还是有毒性的，不少的动物实验在药量增加的状况下，还是造成了胎儿的问题。所以，孕期准妈妈最好不要烫发也不要染发，以减少危险发生的可能性。

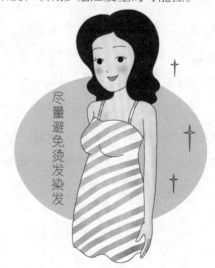

尽量避免烫发染发

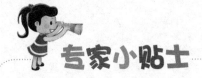

专家小贴士

以前没有染过发的准妈妈，最好不要在怀孕期间尝试，以免肤质不合适造成过敏。发质不好的人也最好不要染烫发，而适当使用护发剂，对于头发的修补以及保护还是有帮助的。

远离办公室"二手香"

一般来说，把从别处沾染在身上的或自身所处环境里有刺激性的香水味道，统称为"二手香"。

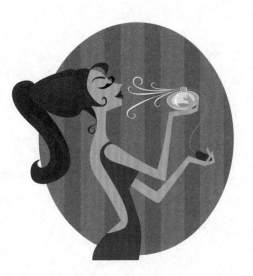

很多人对"二手香"的间接过敏症反应和"二手烟"很相似。对准妈妈来说，"二手香"可能要比"二手烟"更加令人担忧。准妈妈体内激素水平变化较大，使用香水更容易发生过敏，所以妊娠期应远离香水。准妈妈接触"二手香"，还会对胎儿健康产生影响。因为香水中的有毒成分会对胎儿产生不利影响。

有研究表明，香水或其他芳香剂中富含的沉香醇成分可诱发情绪低沉、沮丧甚至危及生命。准妈妈若常吸入"二手香"，较其他准妈妈患上抑郁症的概率高近一倍。同时，孕期女性身体抵抗力下降，对香水中化学成分更加敏感，过多接触香水也会对身体健康不利，如容易诱发头晕、呼吸困难等症状。

●营养保健

煮夫当家：多吃粗粮、鱼，清淡饮食

孕5周，早孕反应可能降临，由于血糖偏低、进食不足产生酮体，准妈妈易发生食欲不振、轻度恶心和呕吐，这时可以多吃粗粮等含糖较多的食物，以提高血糖，降低酮体。在这段时期宜多吃鱼（限适合孕妇吃的种类），因为鱼营养丰富、滋味鲜美、易于消化，特别适合妊娠早期食用。

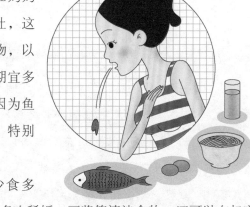

为了防止恶心、呕吐，要少食多餐，少吃油腻和不易消化的食物，多吃稀饭、豆浆等清淡食物。还可以在起床和临睡前吃少量面包、饼干或其他点心。注意补充水分，让体内的有毒物质能及时从尿中排出。

黑芝麻核桃豆浆：有助胎儿大脑发育

【原料】黄豆60克，核桃3个，黑芝麻10克，冰糖适量。

【制作】黄豆预先用水浸泡6～10小时，捞出洗净；核桃去壳，与黑芝麻一同碾碎。将泡好的黄豆与黑芝麻、核桃仁碎末一同置于全自动豆浆机杯体中，加清水至上下水位线之间，接通电源，按下指示键，煮至豆浆机提示豆浆煮好，用过滤网滤出豆浆，加冰糖调匀，待冰糖溶化后，饮用即可。

【功效】本品中黑芝麻和核桃富含卵磷脂，能改善脑循环，增强思维敏感度，有助于增强专注力和记忆力。同时，也有助于胎儿大脑发育。

香橙南瓜羹：减缓早孕恶心、呕吐反应

【原料】橙子1个，南瓜300克，冰糖适量。

【制作】橙子清洗干净，切成碎粒；南瓜洗净去皮，切成小块。将切好的橙子粒及冰糖放入小煮锅中，再加入800毫升冷水，大火煮开后，转中火继续熬煮30分钟。将切好的南瓜块放入煮锅中，转大火煮滚后转中小火继续煮至南瓜熟软即可。

【功效】本品可缓解早孕反应引起的恶心、呕吐等症。

生姜羊肉粥：治孕吐伴虚寒冷痛

【原料】生姜10克，羊肉100克，粳米130克，精盐、鸡精、胡椒粉各适量。

【制作】将生姜去皮切成末；羊肉切成小片；粳米用清水洗净。砂锅内注入适量清水，待水开后，下入粳米，用小火煲约20分钟；再加入羊肉片，调入精盐、鸡精、胡椒粉，继续用小火煲30分钟食用即可。

【功效】本品暖身，止呕，补气，滋阴，对身体虚寒、小腹冷痛、孕吐者均有效。

把住嘴：忌吃马齿苋

中医学认为，马齿苋性寒味甘酸，入肝、大肠经，具有清热解毒、泻热散瘀、消肿止痛、平肝除湿、利尿润肺、止渴生津等功效。但马齿苋对女性子宫有明显的兴奋作用，能使子宫收缩次数增多、强度增大，易造成准妈妈流产。因此，孕期准妈妈忌食马齿苋。

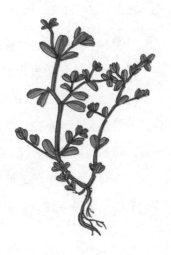

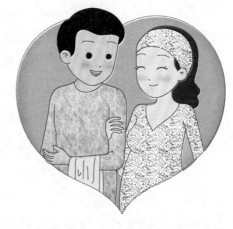

●做对胎教

知识胎教：
胎教需要悉心经营

良好的胎教需要夫妻双方共同经营，具体应做到哪些方面呢？

● 夫妻双方来自不同的家庭背景，两人一定要对"新生命"的来临负责，应有共识和周全的准备。

● 了解双方的家庭中每一成员的心情，因为婚姻不是个人的事，更何况是孕育下一代。

● 营养均衡的饮食。夫妻双方饮食应荤素结合、粗细搭配，使身体得到全面均衡的营养。

● 在安静、舒适的环境中受孕。放松自己，灯光要柔和，营造幸福的受孕气氛。

● 保持愉快、平稳的情绪，在家人的祝福与关怀中享受即将成为母亲的幸福。

● 有规律的生活，避免感冒。准妈妈起居、饮食应有规律，不贪食、不偏食，应讲究卫生，预防感冒等疾病的发生。

● 充满爱心地与宝宝对话。用爱去关心胎儿，与他"谈话"、打招呼、看树、看花，并且告诉胎儿今天是几月几日等。

● 适度的运动可促进血液循环，提供胎儿适当的营养和健康成长的氛围，对其脑部的发育成长十分有利。

● 建立属于母体与胎儿的母子"理想国"，学习制作家庭盆景，或学习黏土制作，捏塑一个理想中的孩子的脸庞等。

环境胎教：
多去感受大自然的美妙

大自然是无限美妙的，自然美包括日月星云、山水花鸟、草木鱼虫、园林田野等。准妈妈力所能及地去接触和欣赏这些自然美景，可以大开眼界、增长知识，同时又是一种娱乐。

由于准妈妈的特殊生理条件，不可能去登临高山，去湖海畅游。但是，即便是在自家的宅院中也可营造自然的美景，如在居室之中摆放几盆鲜花、喂养几尾金鱼，在庭院内种养一些绿草、栽种几株花木等。只要准妈妈注重美的熏染，在小小的庭院之中也可以欣赏到大自然的美景。每遇节假公休时，在丈夫的陪伴下信步于街心绿地，徜徉于城市公园，或外出郊游等，仍然可以欣赏到大自然的美景。

音乐胎教：
选择适合自己的音乐

由于每个人都有不同的性格特点，而且整个孕期又常常处在不同的生活情境中，因此进行音乐胎教时，准妈妈可选择曲调、节奏、旋律、音量不同的乐曲。那么，准妈妈在不同的情况下应如何选择适合自己的音乐呢？

❀ 准妈妈疲劳时

准妈妈疲劳时可选择一些轻松活泼、节奏感强的音乐，如《假日海滩》、《锦上添花》、《矫健的步伐》、《春天在哪里》等。这些乐曲节奏感强，曲调优美酣畅，乐曲旋律轻盈优雅，既可以使准妈妈精神振奋，帮助缓解忧虑，也可以给正在生长的胎儿增添生命的活力。

❀ 准妈妈心情烦躁时

当准妈妈心情烦躁时，宜选择一些缓慢柔和的乐曲，如民族管弦乐曲《春江花月夜》、古筝曲《渔舟唱晚》等。这些平缓柔和、带有诗情画意的乐曲，可以使准妈妈的心情逐渐趋于安定，也有益于胎儿的健康发育。

❀ 准妈妈失眠时

当准妈妈失眠时，宜选择《胡桃夹子圆舞曲》、《小夜曲》、《仲夏夜之梦》等。这类作品具有轻盈灵巧的旋律，美妙活泼、安详柔和的情调，可有效帮助准妈妈入眠。

总之，准妈妈可根据自己的性格特点及心情来选择适合自己欣赏的乐曲，尽量避免选择那些容易让人消沉的音乐。

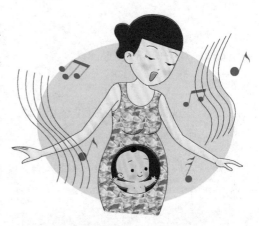

Part6 第6周：胚胎跟小蝌蚪似的

进入孕6周时，你的妊娠反应开始明显起来，在你的子宫里，胚胎正在迅速地成长。胚胎现在看起来像小蝌蚪一样，这个"小蝌蚪"的主要器官，如肾脏和肝脏在这一周开始生长，连接脑和脊髓的神经管也开始工作，原肠开始发育。

●保健细节

爱美别太过，准妈妈慎用香薰精油

精油的功效是多方面的，无论对皮肤、情绪、精神及身体的健康都有一定的疗效。精油疗法越来越为都市丽人所喜爱。可许多的精油使用法中都有标示"孕妇禁用"。因为纯度过高的精油具有一定的微毒性，对于代谢系统与吸收系统敏感的准妈妈，就有伤害的危险了。所以，孕期使用精油一定要谨慎。除此之外，准妈妈也不适合做精油的按摩，因为精油的分子极微小，很容易经皮肤渗透入体内，影响到胎儿。

有些首饰不宜继续佩戴

准妈妈的新陈代谢有所改变，

体内容易出现水钠潴留，形成组织肿胀。因而很多准妈妈的手指、胳膊、下肢等都会相应变粗变大。

戒指的圈型大小一般都是固定的，平时戴在纤细的手指上熠熠生辉。但在孕期，准妈妈手指变粗后不及时摘掉的话，很可能就摘不下来了。这样不仅影响血液循环，还会导致局部皮肤损伤。玉镯也会发生同样

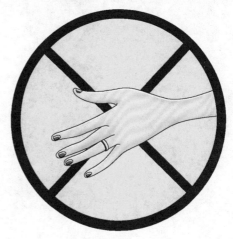

问题，由于肢体变粗，原先可以活动自如的玉镯勒住腕部无法拿掉，也会给准妈妈带来许多不必要的麻烦。

此外，金属首饰如耳环、项链、手镯中所含的镍、铬会溶于汗水中，并能渗入皮肤内，从而引起接触性皮炎。

因此，准妈妈应以自身健康为重，尽量去除身上的首饰，如坚持要戴，也应调整型号，以不紧勒为宜。

远离电磁辐射，精挑细选防护服

随着科技的发展，手机、电脑、电视、打印机、电磁炉等多种办公或家用电器，逐渐成为人们日常工作和生活中不可或缺的重要物件，人们所受到的各种辐射也越来越多，尤其是电磁辐射。虽然对于普通人来说，这些辐射的程度不至于造成较大的损伤，但对于准妈妈来说，影响是非常巨大的，尤其是整天面对电脑、复印机的职场准妈妈。其要尽可能地通过各种方式来抵御辐射的侵袭，其中穿防辐射服是最佳的手段之一。

有关专家介绍，防护面料的防护性能指标一般在20～40分贝，个别质量较好的可以达到50分贝。近距离在电脑、复印机前工作，穿着电磁防护服能起到一定防护作用。但防护服防电磁辐射能力不可能达到100％，而且其防辐射功能是有寿命的，不能完全依赖它。

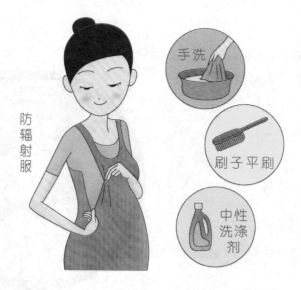

防辐射服

手洗

刷子平刷

中性洗涤剂

◉营养保健

煮夫当家：多吃易消化食物，防止孕吐

准妈妈选择的食物要易消化、易吸收，同时能减轻呕吐，如烤面包、饼干、粳米或小米稀饭及营养煲粥。干食品能减轻恶心、呕吐的症状，稀饭能补充因恶心、呕吐失去的水分。此时多吃核桃、海鱼、黑木耳有助于胎儿神经系统的发育。

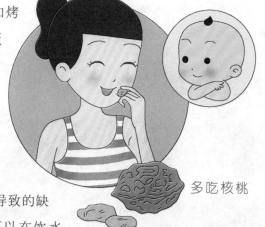

多吃核桃

同时，为了防止孕吐厉害导致的缺水缺钠，准妈妈要多喝水，可以在饮水中加些盐。妊娠剧吐易造成铁摄入不足，这时要增加含铁丰富的食品，如鸡、鸭、猪的心和肝、肾脏，还有蚕豆、番茄、紫菜及桃子、红枣、葡萄干等。

姜丝炒蛋：安神补血，止呕作用明显

【原料】鸡蛋150克，鲜姜、植物油、米酒、精盐各适量。

【制作】将鸡蛋磕入碗内，加少许精盐打散；鲜姜去皮洗净，切成细丝；炒锅放植物油烧热，下入姜丝炒出香味，倒入蛋液翻炒，加入米酒，小火烧5分钟即可。

【功效】鸡蛋含有丰富的蛋白质、脂肪、维生素和铁、钙、钾等人体所需的矿物质，具有养心安神、补血、滋阴润燥之功效；生姜中分离出来的姜烯、姜酮的混合物有明显的止呕作用。本品适用于怀孕早期缓解呕吐反应。

泥鳅红枣汤：补气养血，增强体力

【原料】泥鳅100克，红枣30克，豆腐150克，姜片、料酒、精盐、鸡精各适量。

【制作】将豆腐洗净，切条；泥鳅去内脏，洗净，氽水备用。将所有材料放入锅中，加料酒和适量水煮30分钟；放精盐、鸡精调味即可。

【功效】本品中泥鳅能暖脾胃，通经活络，红枣能补气养血，豆腐可补充蛋白质。三者搭配食用，可以增强体力，减少孕早期的各种外界因素对身体产生的伤害。

把住嘴：孕初忌吃三种水果

准妈妈应少吃山楂，因其具有活血化瘀、促进子宫收缩的作用，吃太多会增加流产的概率。

桂圆属甘温大热之物，准妈妈食用后易生内热，容易引起流产。因此，准妈妈孕初不宜食用。

杏子味酸性大热，且有滑胎作用。由于妊娠胎气胎热较重，故产前一般应吃清淡食物，而杏子的热性及其滑胎特性，为准妈妈之大忌。杏仁中含有剧毒物质——氢氰酸，能导致胎儿窒息死亡。

◉做对胎教

知识胎教：信心不足是胎教的大敌

　　胎儿一点一滴的变化，准妈妈都无法目睹。于是，就有一些准妈妈怀疑自己所做的一切对胎儿到底能否起作用。再过一段时间，那些没有耐性的准妈妈，胎教热情就会降低，更有半途而废者。这样，胎教自然不会成功。可见，信心不足是胎教的大敌。

　　准妈妈要树立持之以恒的信心，要做的事，就一定要坚持到底。自己怕坚持不了，可请丈夫帮忙，让丈夫时刻提醒自己，鼓励自己。胎教的过程，也是准妈妈自身性情磨炼、提高修养的过程。胎教是一门"性""命"双修的课程。"性"是指人的品性，即一个人的性格品质、道德修养；"命"是指人的活动机体。胎教提倡准妈妈首先自身修身养性，然后才能对胎儿施以积极的影响。换句话说，胎教的过程，同时也是准妈妈不断克服自身缺点和不足的过程。

运动胎教：学做孕妇仿生操

　　● 背对墙站立，双腿分开略小于肩宽，双脚呈外八字打开，双臂放在身体两侧。

　　● 屈膝下蹲，直至蹲不下去，让大腿肌肉呈紧张状并保持不动。吸气，5～10秒后慢慢起身，恢复站立姿势并吐气。重复做5次。

　　● 面对墙壁站立，双腿分开，双手分开撑住墙面，吸气。

　　● 左腿后撤一步，呈箭步状打开，重心放在双臂上，5～10秒后吐气，换另一腿做同样练习，双腿各重复5次。

　　别看这套仿生操动作简单，养生保胎效果却相当不错。不但能防止体重增加和重心变化引起的腰腿疼痛，松弛腰部和骨盆的肌肉，而且还可以增强自信心，有利于将来的分娩和产后的恢复。

美学胎教：教你折纸金鱼

孕初期准妈妈大多会出现妊娠反应，往往会变得心情恶劣，烦躁不堪。如果是刚刚建立的小家庭，经济还不宽裕就怀孕了，更会让准妈妈愁苦恼火，甚至对丈夫产生埋怨心理，向丈夫发一些无名之火，弄得丈夫莫名其妙。这时准妈妈应静下心来梳理情绪，不妨用折纸游戏来调节心情。

在折纸游戏中，准妈妈可以暂时忘却身体不适，还能锻炼自己的审美观。经常这样做，胎儿出生及长大后，很可能成为一个心灵手巧的人。况且，在折纸的同时也可以使准妈妈的手指变得更加灵活。

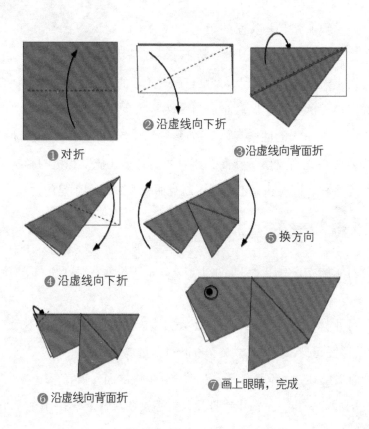

❶ 对折

❷ 沿虚线向下折

❸ 沿虚线向背面折

❹ 沿虚线向下折

❺ 换方向

❻ 沿虚线向背面折

❼ 画上眼睛，完成

Part7　第7周：神经系统的轮廓已接近完成

孕7周，胎儿神经系统的轮廓已接近完成。作为准妈妈的你，千万不能情绪激动，也不能去做剧烈的运动，过量的运动有可能导致流产。所以，对于身负重责的准妈妈，平时要多加小心哦！

●保健细节

上班有宜忌，路上扼守"安全第一"

很多年轻女性在怀孕后仍然奔波于职场，但在上下班的途中总有些不安全因素，这就需要你提高警惕，避免事故的发生。

❀谨防鲁莽行人

上班途中宜慢行，应眼观四方，对面有行色匆匆的行人走过来应立刻避让，免得他撞过来而躲之不及。

❀谨防滑地板

"腹"荷使得准妈妈的重心发生了变化，胎儿的重量使准妈妈身体向前倾。在打滑的地板上行走，准妈妈要稍稍向后倾以抵消向前的重力，避免摔倒。

❀开车要系安全带

自己开车上班的准妈妈，要牢记系好安全带。安全带的正确系法是：横带一段箍在腹下及大腿骨之上，将带紧贴盆骨，并可在身后加坐垫以减轻腰背的压力。

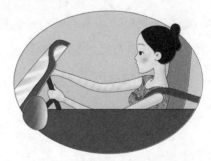

此外，搭出租车上班的准妈妈，不要坐车头，以免气垫弹出撞伤肚子。搭地铁或公车上班的准妈妈，应拣车头或车尾位置，这样空气流通，而

且可尽量避免被人撞伤。

"性"福靠边，尽可能避免性生活

孕早期，胚胎正处于发育阶段，特别是胎盘和母体子宫壁的连接还不紧密，此时进行性生活，很可能由于动作的不当或精神过度兴奋，使胎盘脱落，造成流产。

对于丈夫来说，在妻子不能进行性生活的时期，应当学会忍耐，可以

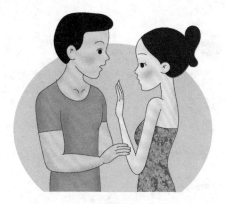

通过温柔的拥抱和甜蜜的亲吻来代替性生活，禁止具有强烈刺激的行为。

对于有自然流产和习惯性流产的

准妈妈，应在整个妊娠期间都避免性生活，千万不要因为一时的冲动造成永久的悔恨。此外，如有出血或腹痛、有较严重的妊娠并发症者也应禁欲。

不规则出血，警惕宫外孕

如果有发生阴道不规则出血，并伴腹痛等情况，那就得警惕宫外孕的可能。

宫外孕又称异位妊娠，也就是在子宫以外的其他位置妊娠。由于某种原因，受精卵在子宫腔以外的其他地方"安营扎寨"，便是异位妊娠。最常见的异位妊娠是输卵管妊娠。受精卵在输卵管妊娠是难以持久的，在停经后1~2个月内，逐渐长大的受精卵就会撑破输卵管，造成大出血，引起休克，甚至危及生命。

宫外孕的表现除上述阴道的不规则出血和腹痛以外，其他症状有恶心、呕吐、尿频等。

◉营养保健

煮夫当家：根据身体状况调节饮食

　　如果准妈妈疲倦感很重，那么吃一些豆制品、鱼、莴笋、奶制品、鸡蛋、柑橘等食物，都可以为身体补充精力。但切忌依靠咖啡、浓茶和香烟来提神。

　　对于烦躁的情绪，准妈妈也可以通过一些食物来调节。如百合、莲子、银耳、红枣、黄花菜、花生、奶制品、豆制品等，对缓解抑郁情绪，平复烦躁、安神助眠十分有益。

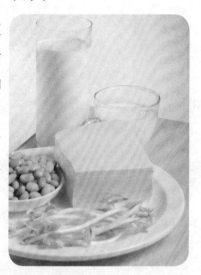

海带猪腰汤：滋肾利水，促进胎儿发育

　　【原料】猪腰2个，海带30克，精盐适量。

　　【制作】海带泡发洗净，切块；猪腰洗净，切片；为去除腥味，锅内烧水，至水开时放入猪腰汆约3分钟后捞出。另取一锅，加入适量清水，把全部用料一起放入锅内同煲至熟，加适量精盐调味即可。

　　【功效】海带中含有大量的碘、铁、钙、蛋白质等营养物质，孕妇食用可促进胎儿的脑发育和骨骼发育；猪腰对孕妇有滋肾利水的作用。

姜汁蹄花：健胃解毒，杀菌止吐

　　【原料】猪蹄1000克，生姜、葱、酱油、香油、精盐、米醋各适量。

　　【制作】将猪蹄劈成两半，放入汤锅内煨至软烂后捞出，稍凉后切成小块，放入盘内。将姜、葱洗净，切成碎末，放入一小碗内，再放入酱油、米醋、精盐、香油调匀成汁，浇在猪蹄块上，拌匀食用即可。

【功效】姜、葱有健胃解毒、杀菌止吐、促进血液循环的作用；猪蹄有滋养胃液、促进食欲之功效。此菜营养丰富、不腻不油，孕妇进食有益。

竹笋肉粥：清肺止咳，增进食欲

【原料】冬笋120克，猪肉末50克，粳米100克，姜末、精盐、香油各适量。

【制作】将冬笋切成细丝，焯后投凉；锅内放入香油，烧热，下猪肉末煸炒片刻，加入冬笋丝、姜末、精盐，翻炒使其入味，盛入碗中备用。将洗干净的粳米熬粥，等到粥将熟时加入碗中备料，稍煮即可食用。

【功效】竹笋富含的膳食纤维可有效改善痰热咳嗽、水肿等，还具有清肺的功效。与粳米同煮粥可以增进食欲。

把住嘴：忌吃芦荟

研究发现，怀孕期间的准妈妈如果食用芦荟汁，就会引起骨盆出血，甚至导致流产。如果是生产后的妇女，芦荟的成分混入乳汁之后，就会刺激宝宝，造成下痢。芦荟本来就含有一定的毒素，中毒剂量一般为9～15克。人在食用后8～12小时内就会出现恶心、呕吐、剧烈腹痛、腹泻、出血性胃炎等各种中毒反应。因此，准妈妈应忌食芦荟。

●做对胎教

知识胎教：饱含真情与宝宝"对话"

对宝宝说话的行为在达到熟练的阶段之前会显得拘谨，这就好比对着眼睛看不到的事物说话，多少会有些尴尬。但是只要这种固定观念被打破，对话胎教就会渐渐变得自然而然。

打破这种拘谨和尴尬可从对孩子进行简单的问候开始。清晨醒来后夫妇可以一起问候孩子"睡好了吗""今天心情好吗"之类的话语。爸爸上班前可以跟宝宝

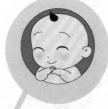

宝宝，
今天心情好吗？

说"爸爸走了"，下班后告诉孩子"爸爸回来了"，睡前则说"晚安"。问候的要点是要饱含父母的真情实感。

音乐胎教：哼唱《蓝色多瑙河》

音乐对胎儿的智力开发具有积极的意义。让宝宝放松的音乐有模仿水的声音、大海的声音或鸟的啼声的音乐，或者是其他让准妈妈自己感到放松的乐曲、歌声。如果母亲能亲自给胎儿唱歌，那么将会收到更加令人满意的胎教效果。

有人做过这样的实验：在医院产科的婴儿室播放母亲子宫血流及心脏搏动声音的录音，发现正在哭泣的新生儿很快就安静下来，不仅情绪变得稳定，饮食、睡眠情况也良好，而且体重增加迅速。这是因为胎儿早已熟悉母亲的胎音，一听到这种声音就会感到安全、亲切。由此得到这样的结论：经常聆听父母的歌声，会使胎儿精神安定，母子心音谐振，为宝宝出生后形成豁达开朗的性格打下良好的心理基础。经过这样训练的胎儿，出生后表现出更好的"再

认"能力。因此，准妈妈应自编一些曲子，或是哼唱耳熟能详的曲子——《蓝色多瑙河》，哼唱时要保持心情舒畅、富有感情，如同面对宝宝，倾注一腔柔爱。

运动胎教：做一些舒缓运动

由于胚胎刚刚种植到宫腔中，胎盘尚未牢固地"扎下营盘"，宝宝和妈妈的连接还不稳定，不宜进行过度剧烈的运动。但并不是说这个阶段的准妈妈就不能动了，相反，适当的运动对准妈妈和胎儿都是有好处的。

足部运动：坐在椅子上，两腿自然下垂，双手放到膝盖上，上下活动足尖。此活动能够柔软足部关节，强健脚部肌肉，轻松地支撑起急剧增加的体重，愉快地行走。

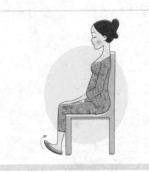

盘腿运动：盘腿而坐，挺直腰背，将两手轻轻置于膝上，每呼吸一回，手就按压一次。早晚各1次，每次2～3分钟。此运动可放松耻骨联合与股关节，伸展骨盆底部肌肉群，坚持练习，有利于生产时宝宝顺利通过产道。

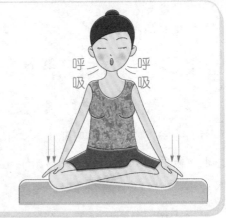

进入第8周后，胚胎已经初具人形，但是小尾巴还没有完全消失，大小和外形看起来像一颗葡萄，有时会像跳动的豆子一样运动……

●保健细节

做好产检，警惕葡萄胎

第8周，要警惕葡萄胎的出现。葡萄胎很容易发生恶变，恶性葡萄胎会造成大出血、流产等后果，所以这时候需要认真做好产检。建议怀孕50天左右到医院进行超声波检查，一来可以确定孕周，为胎儿将来的宫内发育提供参考依据，同时可以排除异常妊娠，保障准妈妈的健康。

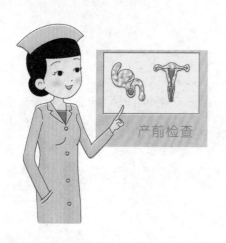

产前检查

有随访监测显示，怀过葡萄胎的妇女也可以像正常女性一样怀孕，建议有条件的最好做一个孕前检查，如染色体检查等。葡萄胎患者再怀孕是一件高风险的事情，如果前面一胎怀过葡萄胎的妇女再孕时，产检切不可忽视。

准妈妈要远离浓烈香花

很多人喜欢在室内养花，以此来改善和美化室内环境。但是，并非所有的花都适合室内养，因为有些花香会刺激准妈妈的食欲和神经，引起头痛、恶心、呕吐；严重的还可能导致胎儿不稳，甚至流产。所以，准妈妈在怀孕初期，最好少接触一些有浓烈香味的花，如茉莉、夹竹桃、一品红等。此类花草所含某些化学成分，落到皮肤上或被吸入呼吸道，可能引发过敏。

如果一定要美化环境，可以选择摆芦荟和仙人掌。这些植物香气清淡，白天晚上均能释放氧气，对空气调节有一定的作用。而吊兰、虎尾兰、一叶兰、龟背竹是天然的清道夫，也是孕期在家摆放的不错选择。

准妈妈不能用指甲油

每个女人都有爱美之心，指甲油是爱美女性的必备之物。但是，指甲油却是准妈妈的禁用化妆品。女性在怀孕期间会发生荷尔蒙的变化，皮肤也会跟着变化，指甲油会造成皮肤的不适，严重的会影响准妈妈和胎儿的健康。指甲油中含有的酞酸酯，若长期被人体吸收，容易导致准妈妈流产或生出畸形儿。所以准妈妈应避免使用标有"酞酸酯"字样的化妆品，以防酞酸酯引起流产或胎儿发育畸形。变美丽的方法有很多，尽量不要涂指甲油，以免犯"美丽"的错误！

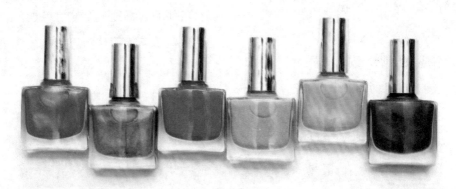

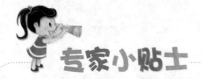

专家小贴士

一些劣质指甲油既没有生产厂家、生产日期和卫生许可证，也没有标明该指甲油的主要成分，属于"三无"劣质产品，瓶内还散发出一股刺鼻的怪味。这种指甲油所含酞酸酯成分大都超标严重，准妈妈使用损害更大。

◉营养保健

煮夫当家：多吃有安胎作用的食物

妊娠12周之前是流产的高发时期，要注意安胎，多吃有安胎作用的食物。葡萄干中铁和糖的含量较高，是传统的安胎食品。鲈鱼味道鲜美，蛋白质含量丰富，还含有铜元素，可维持神经系统的正常功能。

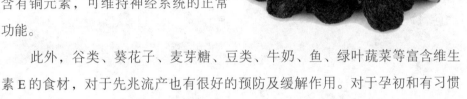

此外，谷类、葵花子、麦芽糖、豆类、牛奶、鱼、绿叶蔬菜等富含维生素E的食材，对于先兆流产也有很好的预防及缓解作用。对于孕初和有习惯性流产的准妈妈，忌用属性寒凉、滑利、下胎、刺激子宫的食物。

豆苗银耳：准妈妈补充氨基酸、维生素

【原料】银耳50克，豆苗75克，鸡油、精盐、味精、料酒、水淀粉各适量。

【制作】选择质量好、无霉的银耳，将银耳用温水充分泡发，去掉根蒂洗净，用沸水浸烫一下捞出，沥干水分；豆苗取其叶，洗净，用沸水焯熟。锅置火上，放入适量清水，下精盐、味精、料酒，调好口味。放入银耳烧2~3分钟，用水淀粉勾芡。淋上鸡油，大翻锅，盛入盘内，撒上豆苗即可。

【功效】银耳含有丰富的氨基酸和维生素，最适合准妈妈补充营养。

鲤鱼粥：提供叶酸，富含铁、蛋白质

【原料】鲤鱼肉200克，粳米100克，葱末10克，料酒、淀粉、精盐、鸡精各适量。

【制作】将鲤鱼肉洗净，切厚片，加料酒、淀粉抓匀；粳米淘洗干净，下入

锅中，放适量水煮30分钟；放鱼片，再开锅，放精盐、鸡精、葱末搅匀即可。

【功效】鲤鱼富含蛋白质、矿物质和维生素，有利水通乳、补中益气、安胎等功效，能有效防治孕早期流产。

乌鸡糯米葱白粥：补气养血，安胎

【原料】乌鸡腿500克，糯米100克，葱、精盐各适量。

【制作】乌鸡腿洗干净，切成小块；葱去须，切开葱白，其余切成葱丝。乌鸡腿加水大火烧开，再小火炖煮15分钟。加入糯米，煮开后转小火；米煮熟后加适量精盐，再加葱丝即可。

【功效】食用乌鸡对防治妇女缺铁性贫血有明显功效。糯米含有蛋白质、脂肪、碳水化合物、钙、磷、铁、B族维生素等，为温补强壮之品，有补虚、补血、健脾暖胃、止汗等作用。两者与葱白共煮粥能补气养血、安胎。

把住嘴：准妈妈要少吃生姜

虽然生姜对于缓解准妈妈晨吐有效，但是准妈妈吃生姜应该注意适度。生姜辛温，属于热性药物。根据中医学"热者寒之"的原则，准妈妈要少吃生姜。生姜有祛寒发散的功效，感冒后喝点姜汤对祛除感冒有一定的效果，但是不要在姜汤中加红糖。中医学认为，红糖能活血散瘀，多用于治疗血瘀引起的痛经，任何不良的刺激都可能引起胎儿流产，而活血的食物更容易促使流产的发生。准妈妈如患痔疮、肾炎、痱子、疖疮、咽炎或者上呼吸道有感染时，更不宜长时间食用生姜，以防病情加重。

◉做对胎教

知识胎教：阅读也是一种胎教

准妈妈通过阅读书籍，可以产生敏捷的思维和丰富的联想。医学研究表明，准妈妈的思维和联想能够产生一种神经递质，这种神经递质经过血液循环进入胎盘而传递给胎儿，然后分布到胎儿的大脑及全身，并且给胎儿脑神经细胞的发育创造一个与母体相似的神经递质环境，使胎儿的神经向着优化方向发展。因此，准妈妈阅读有益的书刊，就犹如为子宫中的胎儿服用了超级维生素，使胎儿健康发育。

读书是为了保持准妈妈心境宁静、情绪稳定，准妈妈应当看一些轻松、幽默、向上的作品，如一些儿童文学作品：《克雷诺夫寓言》、《伊索寓言》等，欣赏过程中会感觉自己回到了童年时代，产生童心和童趣，无形之中培植了准妈妈的爱子之心。另外，吟咏古典诗词，也能令人得到美的熏陶。

怡情胎教：正确对待孕早期反应

多数女性在孕早期会出现恶心、呕吐等反应。症状轻者食欲下降，偶有恶心、剧吐；严重者会吃什么吐什么，不吃也吐，呕吐也不限于早晨，而且嗅觉特别灵敏，闻到厌恶的气味也会引起呕吐。有些孕早期反应严重的准妈妈，由于恶心、呕吐、眩晕、食欲不振等因素而产生种种烦恼：担心妊娠失败甚至厌恶妊娠，害怕宝宝畸形，担心宝宝流产及恐惧分娩的痛苦。这些紧张情绪都对胎教不利。

在此对准妈妈强调一点：为了孕育一个聪明、健康的宝宝，务必以博大的爱心对待腹内宝宝。加强自身修养，学会自我心理调节，善于控制和缓解不良情绪，不要去回忆以往那些不愉快的往事和去想那些办不到的事，而多去想想好事、开心事，以缓解孕早期反应带来的困扰。

音乐胎教：倾听大自然的声音

大自然就像一首诗，文字虽少，联想却很深远。大自然的声音是一种非常特殊的胎教音乐：仿佛坐在山顶上，听到风吹过山林发出的声音；仿佛坐在江（河）边，听到江（河）水流淌的声音；仿佛坐在小溪边，听到潺潺的流水声。准妈妈们，假日的清晨，倾听一下《安妮的仙境》吧！

当如行云流水般的音律在耳边响起时，你会感觉仿佛正置身于春光明媚、鸟语花香的大自然中。

相信"青山绿树，小桥流水"是每个人理想的心灵家园，当你在《安妮的仙境》中体验自然之美时，会不由自主地思索起万物的生命本质，心中会不断涌起愉快之感。昏沉感和身体的疲乏感会一扫而光，变得头脑清醒、神采奕奕，好像换了一个人似的。

这类音乐旋律轻盈优雅，曲调优美流畅、起伏跳跃、节奏感强，每天听1～2次，每次5～10分钟，既可以使准妈妈振奋精神、消除忧虑，也能给腹中的胎儿增添生命的活力。

运动胎教：经常练习孕妇操

（1）仰卧床上，膝部放松，双足平放床面，两手放在身旁，将右膝抱起，使之向胸部靠拢，然后将左膝抱起，使之向胸部靠拢。

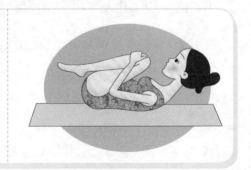

（2）仰卧，双膝屈起，手臂放在身边，肩离床，滚向左侧，用左臂着床，头向右看。恢复原来姿势，然后滚向右侧，以右臂着床，头向左看。动作可以反复多次，以活动颈部和腰部。

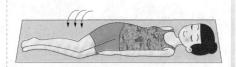

（3）跪床，双手双膝平均承担体重。背直，头与脊柱成一直线；抬头，并向后伸直右腿，低头慢慢地将右膝抬起靠近胸部。然后改用左腿做这一动作。

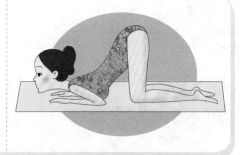

　　这套孕妇操是根据孕妇的特点而编排的，可以活跃全身的肌肉，增加肌肉的力量。不仅可以减轻孕期体形变化带来的背部、腰部、腿部的不适，还可以增强会阴肌肉的耐力及控制能力，有利于顺产。同时，还能为产后迅速恢复体形打下基础。

Part9 第9周：胚胎期的小尾巴消失

怀孕已经9周了，你是否已经适应了怀孕的各种症状呢？早晨醒来后的晨吐很快就要消失了。此时胎儿在胚胎期的小尾巴也不见了，从这个月开始，胚胎正式可以叫作"胎儿"了。

●保健细节

孕在春季，如何防治春季过敏

春天到了，各种花粉及种子都随风飞舞，再加上孕妇自身生理变化，很容易出现肌肤过敏现象。而准妈妈过敏会导致胎儿宫内缺氧，影响胎儿的正常发育。在饮食方面要特别注意，而以下两种常用食物可以帮助准妈妈防治过敏。

✿金针菇

不管是皮肤过敏还是其他过敏症状，金针菇都具有很好的防治作用。这是由于金针菇具有排除重金属离子以及代谢产生的毒素、废物的作用，除此之外，它还可有效地增强机体活力。最新的研究还发现，在金针菇中还含有一种蛋白，它可以抑制哮喘、鼻炎、湿疹等过敏性病症。因此，准妈妈可多吃些金针菇以预防过敏。

✿蜂蜜

进入春季后准妈妈应该养成每天多喝蜂蜜水的习惯，这个良好的习惯可帮助你有效地抗过敏。而对于一些已经过敏的准妈妈而言，蜂蜜还具有治疗的作用。专家指出，每天喝一勺

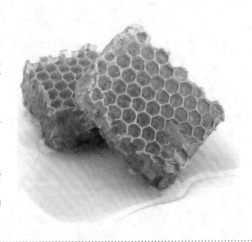

蜂蜜可帮助孕妇有效地远离伤风、瘙痒、气喘、咳嗽及干眼等季节性过敏症状。蜂蜜里面还含有一定的花粉粒，要是在春天时能够经常饮用的话，便可以对花粉过敏产生一定的抵抗能力。

孕在夏季，如何清热消暑不贪凉

炎热的夏季，我们可以躲在空调房里，喝上冰镇饮料，或是泡在泳池里。但对于准妈妈而言，以上这些消暑的招数就不可取了。准妈妈在夏季消暑既要照顾到自己的身体，也要考虑到腹中的胎儿，不能过分寻求刺激，切勿贪凉。此外，由于孕妇忌食生冷食物，保持心静也十分重要，通过饮食和养心两方面入手，才能取得更好的消暑效果。

由于孕妇忌食生冷食物，所以不管天气有多炎热，像冰水、冰镇饮料、生冷食物等尽量不要食用，而可以食一些常温或是温热的食物。平时应多食一些水分较高的蔬菜，如芹菜、丝瓜等，还可以喝一些莲子粥、冬瓜汤等，这些食物有助于安神、静心、消暑，帮助缓解烦躁情绪。睡前可饮用一杯酸奶，因为白天消耗比较多，喝酸奶可避免夜间低血糖引起虚汗、虚热。

如果是白天，准妈妈从室外进入室内，不应立刻吹空调或者风扇。应先适应室内的温度，然后打湿毛巾擦拭身体，待身体感觉到稍稍凉快后再进空调房或是吹风扇，而且身体不宜直接对着空调、风扇的出风口。晚上睡觉时，可以将门窗留一条缝，保持室内空气的流通和清新。

孕在秋季，晒晒太阳可解"秋乏"

俗话说"春困秋乏"，尤其对于办公室一族的准妈妈，入秋后疲乏的状态可能影响工作效率。专家建议，办公室一族的准妈妈可利用办公间隙到室外散散步，接受阳光的沐浴，这有助于驱离"秋乏"，提高工作效率。

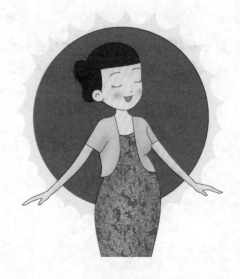

充足的阳光能抑制褪黑激素的分

泌。但入秋后，光照时间减少，尤其阴雨连绵时，松果体分泌褪黑激素相对增多，甲状腺素、肾上腺素的分泌就会受到抑制，人的情绪因而比较低沉。此时，适量增加阳光的照射能有效抑制褪黑激素的分泌，改善人的忧郁心情。

当阴雨天或早晚无阳光时，尽量打开家中或办公室中的全部照明装置，使屋内光明敞亮。人在这种光线充足的条件下进行活动，可调动情绪，增强兴奋性。

孕在冬季，如何防止孕期流感

流感是冬春季节流行的常见病，轻症仅有鼻塞、流清涕、头痛和咳嗽，重症高热、四肢酸痛，甚至引起其他并发症。由于妊娠期间特有的免疫耐受性，孕妇对疾病的抵抗力较一般人群低，是流感的易感人群。防止孕期流感，要注意以下几点：

● 准妈妈要尽量避免去拥挤、热闹的公共场所。一方面，这些地方空气污浊，影响胎儿的氧气供应；另一方面，公共场所病原微生物的密度远远高于其他地方，尤其在流感流行期间，而准妈妈抵抗力差，很容易传染上疾病。

● 外出时应戴口罩，常用淡盐水漱口，室内要注意空气流通，保持清洁，如周围有流感患者应给予室内空气消毒。

● 生活要有规律，不要过于劳累，应保证睡眠时间每天在10小时左右，饮食多样化，不要偏食，多食新鲜蔬菜水果以及足量蛋白质食物。

● 加强体育锻炼，多做户外活动，多晒太阳，提高机体对气候变化的适应性。

●营养保健

煮夫当家：孕吐较重者宜少食多餐

孕吐反应较重的准妈妈，不必像常人那样强调饮食的规律性，更不可强制进食，进食的数量、餐次、种类及时间应根据准妈妈的食欲和反应的轻重及时进行调整，采取少食多餐的办法，保证进食量。呕吐严重的准妈妈，除了及时就医外，进食不宜受时间限制，坚持在呕吐之间进食，并及时补水。为了减轻胃肠道负担，身上可以常备些体积小、水分少的小点心，如鸡蛋、巧克力、饼干、烤馒头片等，随时补充能量。

豆腐生菜汤：养阴生津，解毒利尿

【原料】老豆腐250克，生菜640克，生地黄20克，精盐、香油各适量。

【制作】生菜洗净，切段；豆腐洗净，切成小块备用；生地黄放清水中洗净待用。煲滚适量水，放入生地黄、豆腐和生菜；继续煲滚片刻，以精盐、香油调味，饮用即可。

【功效】豆腐有清热、生津、解渴、解毒的作用；生菜能清胃热，通经脉，利尿；生地黄可清热凉血，养阴生津。故煲成的汤具有清热凉血、利尿消炎、泻火解毒的作用，适合准妈妈食用。

小米人参粥：健胃除湿，调养虚寒体质

【原料】小米40克，人参5克，淮山药、猪里脊肉各50克，红枣10枚，精盐适量。

【制作】将猪里脊肉切成薄片，用沸水汆烫熟后过凉；人参煮水取参

汁，加入红枣、淮山药及小米熬成粥，再加入猪里脊肉煮1分钟，最后加入精盐调味即可。

【功效】小米具有清热解渴、健胃除湿、和胃安眠等功效，可以使虚寒的体质得到调养。小米人参粥可以调和脾胃，可用来改善脾虚血弱、元气不足、神疲乏力、出冷汗等症状。但是，在发热时不宜食用。

韭菜炒虾仁：满足胎儿对维生素、矿物质的需求

【原料】嫩韭菜150克，虾肉300克，高汤30毫升，花生油、香油、酱油、精盐、味精、料酒、葱、姜各适量。

【制作】虾肉洗净，沥干水分；韭菜择洗干净，沥干水分，切成2厘米长的段；葱洗净切丝；姜去皮洗净，切丝。炒锅上火，放花生油烧热，下葱、姜丝炝锅，炸出香味后放入虾仁煸炒2～3分钟，烹料酒，加酱油、精盐、高汤稍炒，放入韭菜，大火炒4～5分钟，淋入香油，加味精炒匀，盛入盘中即可。

【功效】此菜含有丰富的胡萝卜素、维生素C及钙、磷、铁等多种营养素，有利于满足孕早期胚胎、胎儿对维生素和矿物质的需求。

把住嘴：不能吃的五种蔬菜

● 青番茄。青番茄中含有龙葵碱，对胃肠黏膜有较强的刺激作用，对中枢神经有麻痹作用，会引起呕吐、头晕、流涎等中毒症状，生食危害更大。

● 无根豆芽。目前市场上的无根豆芽多数以激素和化肥催发，含致癌物质，对人体危害极大，这也是国家明令禁止销售和食用的蔬菜之一。

● 发芽、色青的土豆。这类土豆与青番茄一样含有龙葵碱，食后易引起食物中毒症状。

● 新鲜黄花菜。鲜黄花菜含有秋水仙碱，进入人体后，经氧化作用会使人出现腹痛、腹泻、呕吐等中毒症状。若将新鲜黄花菜在水中充分浸泡，使秋水仙碱最大限度溶于水中，便不会产生上述症状了。

● 变色的紫菜。若凉水浸泡后的紫菜呈蓝紫色，说明该菜在干燥、包装前已经被有毒物质污染，这种紫菜对人体有害，不能食用。

●做对胎教

怡情胎教：扮靓自己利于胎儿健康

怀孕后，娇美的体形起了很大的变化。不少准妈妈为此而痛苦、烦恼，认为从此便失去了原有的苗条身材。其实，准妈妈若能穿一些适合的漂亮衣服，做一些清爽的打扮，必定会让自己心情变好，而好的心情会给胎儿带来积极影响。

建议准妈妈选择适合自己皮肤，成分单纯、安全的香皂或洗面奶，早晚两次仔细清洗面部。尤其是在容易出汗的夏季，更要增加洗脸次数。勤洗脸，不仅是为了去掉油垢，也可使人感到心情爽快。

有许多女性发现怀孕时特别容易晒黑。这是因为准妈妈体内激素的分泌增加，加上日晒，极易刺激黑色素的增加及沉淀，形成黑斑、雀斑。最佳的预防措施便是尽量避免长时间日晒，在室外活动时最好使用有防紫外线作用的遮阳伞、戴遮阳帽、着长袖上装等。

妊娠期间，头发易脏、发黏、蓬乱，于是心情容易变得焦躁不安。为使头发舒散、清爽，就应勤洗头，这样还能促进头皮的血液供应。最好每3天洗一次头，如果因为腹部膨隆而导致洗头不方便，请丈夫代劳也是应该的。当然，会打扮的准妈妈再配上一个适宜的发型，则更是"锦上添花"。为了梳洗方便，舒适的短发也是不错的选择。

抚摸胎教：用双手传递你的爱

研究发现，经过抚摸和轻拍等胎教训练的胎儿，出生后比一般婴儿动作灵活、感受力强，对环境的反应能力也较强，身体也会更健康。而受抚摸时胎儿会有很愉悦、欣喜的表情，可见他是喜欢这样的刺激的。对准爸爸准妈妈来说，经常抚摸宝宝，既是一种科学的胎教方式，也是生活中的一种人生乐趣。那么该怎么抚摸宝宝呢？

准妈妈平躺在床上，全身尽量放松，调节好心情，使情绪处于宁静愉悦的状态，可暗示自己："我全身很轻松，我在微微地笑。"然后把手放到子宫部位，温柔地、轻轻地抚摸，可以用手掌绕圈子抚摸，并充满爱意地和胎儿对话，如："宝宝，你今天心情怎么样？咱俩说说悄悄话吧？"只要是温柔的话，说什么都行。在时间的安排上一般以早晨和晚上为宜，每次做的时间不要太长，5～10分钟即可。

行为胎教：注意自己平时的行为

常言道，父母是孩子的折光镜。在孩子的身上可以折射出父母为人处世的哲学和做人的准则。也就是说，看到孩子的行为就能知道他们的父母是什么样子。曾经有人研究犯罪和家庭成员的关系，在1447名男性犯罪分子中发现，如果父母是经济犯罪分子，那么孩子成为经济犯罪分子的可能性会达到24%；而如果父母是守法公民，这个比率就会下降到13%。这也说明，父母尤其是准妈妈，其日常行为的好坏直接对胎儿，甚至对孩子的一生行为都产生着重大的影响。

因此，为了让腹中的宝宝健康成长，准妈妈一定要注意自己平时的行为。如"目不视恶色"、"耳不听淫声"，平时举止大方、待人和善等。只有这样，腹中的胎儿才能向着健康的方向发育成长。

为宝宝树立好榜样

Part10 第10周：胎儿像扁豆荚

到第10周，你算是度过了最危险的流产期，宝宝已经相当安全地待在小窝里了。胎儿的身长会达到40毫米，从形状和大小来看，都像一个扁豆荚。

◉保健细节

准妈妈宜安排短暂的午睡

准妈妈每天要是能够午睡一会儿，对恢复体力和精力都有很大的帮助。准妈妈午睡有以下几点需要注意：

● 避免在出风口的地方睡觉，以免着凉，最好在办公室内准备一条毛毯，以便睡觉的时候可以覆盖。

● 午睡的时间最好以1小时内为佳，睡得时间过长，准妈妈可能会感到轻微的头痛和全身乏力。

● 趴着睡觉会减少头部的血液和氧气的供应量，睡醒后容易出现头晕眼花、乏力等现象。

● 午睡后不要马上开始工作，应先慢慢坐起来活动一下身体，然后喝一杯温开水，之后再开始工作。

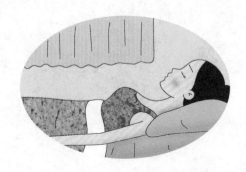

乳房增大，需要戴孕妇乳罩

准妈妈乳房在不断增大，还有乳晕的色泽变黑了，长出了小疙瘩，乳房皮肤上有很清晰的静脉血管，尤其在乳房下方，这些都是孕期的正常表现。戴孕妇乳罩是非常必要的，可以避免增大的乳房组织受到下垂的牵拉。乳罩的肩带最好选宽一些，以免勒入皮肤，扣带应该可调节，前扣型胸罩便于穿着及产后哺乳。

按摩可以轻松驱走黑色素

准妈妈皮肤上的色素沉淀加重，尤其是面部，不过在分娩后会恢复正常。准妈妈不用担心，每天坚持按摩就可以轻松驱走黑色素。

按摩的要领：先用洁面膏擦掉脸上的污垢；用香皂或洗面奶把脸洗干净后，用毛巾将水擦干；在脸上均匀地搽按摩膏，然后用中指和无名指从脸的中部向上侧做螺旋式按摩，坚持5～10分钟；按摩完后，用热毛巾擦拭，再涂上爽肤水和面霜即可。

●营养保健

煮夫当家：补充DHA，适量吃酸味食物

为了宝宝能有聪明发达的大脑，准妈妈在这个阶段应补充含DHA（又称脑黄金）的食物或制剂。DHA只存在于鱼类及少数贝类中，多吃海鱼能有效补充DHA。α–亚麻酸可以在人体内转变成DHA，所以准妈妈可以多吃富含α–亚麻酸的食物，如核桃仁、松子仁等。

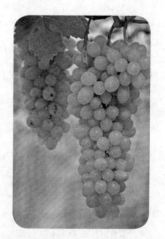

此外，准妈妈可适量吃些酸味食物，如番茄、橘子、杨梅、石榴、葡萄、绿苹果等。

香菜萝卜：对孕吐症状有很好的缓解作用

【原料】香菜100克，白萝卜200克，植物油、精盐、味精各适量。

【制作】白萝卜洗净，去皮，切成片；香菜洗净，切成小段。炒锅内倒植物油烧热，下入白萝卜片煸炒片刻，炒透后加适量精盐，小火烧至烂熟时，再放入香菜、味精即可。

【功效】此道菜中的白萝卜下气止呕，香菜温中理气，对孕妇的孕吐症状有很好的辅助缓解作用。

小米红枣粥：富含营养，强身益智

【原料】小米100克，红枣15枚，赤豆、红糖各适量。

【制作】赤豆洗净泡涨后，先加水煮至半熟，再加洗净的小米、红枣（去核），煮至烂熟成粥，以红糖调味即可。

【功效】小米含有蛋白质、脂肪、钙、胡萝卜素和维生素B₁、维生素

B$_2$，红枣含维生素C，赤豆的蛋白质丰富，三味互补，是一种具有较高营养价值的益智粥品。

把住嘴：莫因呕吐多吃酸食

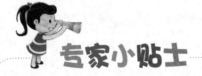

准妈妈在妊娠早期出现择食、食欲不振、恶心、呕吐等症状，不少人嗜好酸性饮食。研究发现，妊娠早期的胎儿酸性度低，母体摄入的酸性药物或其他酸性物质容易大量聚集在胎儿组织中，影响胚胎细胞的正常分裂增殖和生长发育，容易诱发遗传物质突变，导致胎儿畸形。在妊娠后期，由于胎儿趋于成熟，其组织细胞内的酸碱度与母体相接近，受影响的危害性相应小些。因此，准妈妈在妊娠初期，不宜服用酸性药物、饮用酸性饮料或过多食用酸性食物。

专家小贴士

如果准妈妈确实喜欢食酸，应该选择营养丰富且无害的天然酸味食物，如番茄、樱桃、杨梅、石榴、橘子、草莓、酸枣、葡萄等新鲜水果和蔬菜等，这些食品既可以改善孕后发生的胃肠道不适症状，又能增进食欲和增加营养，可谓是一举两得。

◉做对胎教

知识胎教：尽量避免长途旅行

孕初，准妈妈特别需要静养。这一时期很容易疲劳，而且大多数准妈妈有孕吐反应，不论是坐飞机还是乘火车的长途旅行都会让准妈妈倍感不适，并且对于异地又不是十分熟悉，所以应尽量避免孕早期长途出行，可将旅行计划推迟到孕中期。

怡情胎教：看一些美丽的图画

一幅幅绚丽多彩、富于幻想的图画，足以让准妈妈展开丰富的联想。为了培养孩子丰富的想象力、独创性以及积极进取精神，没有比儿童画册更好的教材了。儿童画册可以是提倡理想、勇敢、幸福的，只要适合胎儿成长的主题都可以选用。准妈妈可以将画册中每幅图所展示的幻想世界，用自己富于想象力的大脑放大并传递给腹中的宝宝，从而促使胎儿的心灵健康成长。

准妈妈利用美丽的图画给宝宝进行胎教时，一定要注意把感情倾注于图片所表现的故事情节中，通过详细地描绘图片所表现的细节，使胎儿了解图片中所讲的故事是怎样展开的。单调和毫无生气的声音是不能唤起胎儿的感受的。所有情节中的喜怒哀乐，只有通过准妈妈富有感情的声调，才能传送给胎儿。

音乐胎教：倾听《春江花月夜》

由于这段时间准妈妈深受妊娠反应的困扰，情绪极易烦躁不安。所以，一曲沁人心脾的音乐对转换心境就显得尤为重要了。准妈妈不妨经常倾听传统民乐《春江花月夜》。

《春江花月夜》是一支典雅优美的抒情乐曲。全曲一般分成10段。人们遵循中国古典标题音乐的传统，为每段加了一个小标题。这些标题是：江楼钟鼓、月上东山、风回曲水、花影层叠、水深云际、渔歌唱晚、回澜拍岸、桡鸣远濑、欸乃归舟和尾声。它宛如一幅山水画卷，把春天静谧的夜晚、月亮在东山升起、小舟在江面荡漾、花影在西岸轻轻摇曳等大自然迷人景色，一幕幕地展现在听众眼前。随着音乐主题的不断变化，乐曲所描绘的意境也逐渐地变换，时而幽静，时而热烈，显示了大自然景色的变化无穷。

准妈妈可以随着音乐的奏起，全身自然放松，想象着"千里有水千江月，万里无云万里天"的情景，会感受到音乐如波浪般一次一次有节奏地冲来，赶走了疲乏。然后睁开眼，随着音乐的节奏，头微微地摇动（注意不可大动），手、脚、腰身也随之有节奏地颤动（时间约2分钟或以一首乐曲长短为限），音乐停止后，可再来回走动走动。

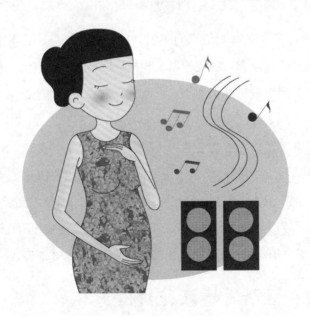

进入第11周，胎儿下巴出现，脖子变长，生殖器变清晰。此时准妈妈基本摆脱了怀孕初期情绪波动大、身体不适等症状的困扰，这时候你可以好好地享受一下孕育宝宝的乐趣和幸福了。

●保健细节

妊娠期谨慎戴隐形眼镜

隐形眼镜在怀孕期间造成的问题很多，约有30%的孕妇戴隐形眼镜时存在一些问题，这些问题最主要是：戴隐形眼镜时干涩、有异物感，觉得隐形眼镜表面油腻程度增加，视力变得不清楚，戴的时间比平常缩短等。

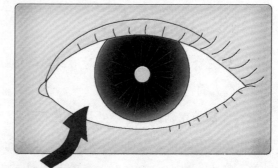
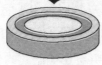

孕期戴隐形眼镜，易患角膜炎

这些困扰与怀孕期间泪液层的改变、眼球表面的湿润度不足、角膜厚度及弧度的影响有很大的关系。因此，准妈妈最好在怀孕后停戴隐形眼镜，产后6～8周再重新配戴。如果非戴隐形眼镜不可，就要严格做好镜片清洁保养工作，或是干脆使用日抛式隐形眼镜，这样对眼睛较健康。但是出现不适症状还是要尽快找眼科医生诊治，切勿持拖延心态，以免造成无法弥补的遗憾。

准妈妈涂口红，胎儿受害

口红是女性的化妆用品，可准妈妈并不适合使用口红。因为口红是由各种油脂、蜡质、颜料和香料等成分组成。其中油脂通常采用羊毛脂，其会吸附空气中各种对人体有害的重金属微量元素。

准妈妈涂抹口红以后，空气中的一些有害物质就容易被吸附在嘴唇上，并随着唾液进入体内，使准妈妈腹中的胎儿受害。鉴于此，准妈妈最好不涂口红。

准妈妈出门宜自带餐具

准妈妈去餐馆吃饭或者打包时最好自带餐具，因为一次性筷子和餐盒对人体都有很大的害处。

一次性筷子在制作时必须要用硫磺来熏蒸，因此在使用时碰到热的食物就会释放出二氧化硫，侵蚀呼吸道黏膜。而目前市面上所使用的一次性餐盒质量也大都不合格，它们在生产过程中使用了碳酸钙、滑石粉等矿物质，这些东西会与食物中的水、醋以及油相互溶解，随后进入人体内，引起消化不良与肝脏系统病变等多种疾病，并会影响胎儿的发育。

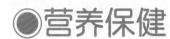

●营养保健

煮夫当家：坚持补钙，剂量和孕前相同

怀孕进入第11周，宝宝在准妈妈肚子里的生长速度仍较缓慢，准妈妈可以保持和孕前相同的补钙量，每天摄入800毫克的钙。除了通过各种含钙丰富的食物来补钙外，你还可以选择一些专门的补钙产品，如孕妇奶粉等，做好这些，一般就不需要额外加服钙片了。但也要记住，补钙的原则是缺多少补多少，假如补钙过量，也可能导致胎盘硬化。

板栗烧仔鸡：益气健脾，消除孕期疲劳

【原料】板栗10颗，仔鸡肉500克，蒜瓣、白糖、精盐、料酒、酱油、高汤各适量。

【制作】将板栗划开一小口，大火煮10分钟捞出，剥去外壳；将仔鸡肉洗净切块，放酱油、白糖、精盐、料酒腌制10分钟。锅中加高汤、酱油、板栗、鸡块同煮，煮至板栗熟烂。再调转大火，加入蒜瓣，继续焖5分钟即可。

【功效】板栗是碳水化合物含量较高的干果品种，能供给准妈妈较多的热能，具有益气健脾、厚补胃肠的作用。常吃板栗不仅可以健身壮骨，还具有消除疲劳的作用，适合孕期容易疲劳的准妈妈食用。

山药香菇鸡：富含多种营养，预防孕期不适

【原料】山药100克，鸡腿1个，胡萝卜1根，鲜香菇5朵，精盐、白糖、料酒、酱油各适量。

【制作】山药洗净去皮，切成片；胡萝卜去皮，切成片；香菇泡软，去

蒂,打上十字花刀;鸡腿洗净,剁成小块,沸水氽过,去除血水后沥干。将鸡腿放锅内,加入精盐、白糖、料酒、酱油和水,并放入香菇同煮,用小火慢煮。煮10分钟后,放入胡萝卜片、山药片,煮至山药片熟透后即可。

【功效】山药含有淀粉酶、多酚氧化酶等物质,有利于脾胃消化吸收。而且山药中含有皂苷、黏液质、胆碱、维生素C等营养成分以及多种矿物质,对准妈妈有很好的食疗作用。

拌茄泥:清暑热,适合孕妇夏秋食用

【原料】茄子250克,芝麻酱10克,精盐、香油、蒜泥、酱油各适量。

【制作】将茄子洗净,削皮,切成两半,装在碗或盆内上蒸笼蒸烂,略凉后,放上酱油、香油、芝麻酱、蒜泥、精盐,拌匀食用即可。

【功效】茄子能清暑热,疏通气血,也有解痈毒的作用。适合孕妇夏秋(早秋)时节食用。

把住嘴:调味品不宜多用

准妈妈的食物要少用调味品。有的准妈妈在孕早期食欲不佳,所以一些调味品如糖、味精、精盐、香料等使用较为频繁,但这些调味品吃多了对孕妇很不利。多吃糖会导致消化不良,还会加重肾的负担;多吃盐则会加重孕妇水肿;香料如八角、小茴香、花椒、辣椒粉、桂皮、胡椒、五香粉等,容易造成孕妇肠道干燥、便秘。

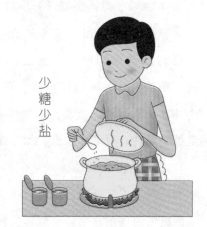

少糖少盐

●做对胎教

知识胎教：提升宝宝智力

孕11周时，胎儿对压触觉有了反应。所以，准妈妈可以轻轻拍打、抚摸腹部，当胎儿踢肚子时，准妈妈可轻轻拍打被踢部位，然后再等第二次踢肚。胎儿再踢，准妈妈就再拍打。每天早晚两次，每次3～5分钟。这种触摸刺激可通过腹壁、子宫壁促进胎儿的感知觉发育。据说，生下来的宝宝在听、说和语言方面都能获得较高分，有助于孩子的智力发展。

拍打触摸时不要忘了与宝宝说话，如早晚同胎儿打招呼，对胎儿说说话，把胎儿当作一个能听、能看、能理解父母的、有生命、有思想、有感情的谈话对象，而不是对牛弹琴。通过父母充满爱意的呼唤与谈话，给予胎儿良性的刺激，这能够丰富胎儿的精神世界，开发他的智力。

文学胎教：阅读优秀的文学作品

准妈妈可以通过阅读一些伟人的传记，优美的诗歌、儿歌，令人神往的童话和神话，鼓励人向上的世界名著，以及山水和名胜古迹的游记，精美的画册等，使自己产生丰富的联想和敏捷的思维。准妈妈的联想和思维能够产生一种神经递质，它会传递给胎儿，并且给胎儿脑神经细胞的发育创造一个与母体相似的神经递质环境，使胎儿的神经向着优化方向发展。准妈妈应在学识、礼仪、审美、情操等各方面全面发展。

音乐胎教：听一听《神秘园之歌》

准妈妈要想舒缓情绪，寻找内心的净土，就要去听一听《神秘园之歌》。神秘园系列音乐由两位才华出众的音乐家罗尔夫·劳弗兰和菲奥诺拉·莎莉共同演绎，他们的音乐大量采用电子合成器，融合了爱尔兰音乐空灵缥缈的乐风和挪威民族音乐及中国古典音乐语汇，其空灵静远的音乐旋律和中国老庄思想中追求的逍遥自然、无为而为、大音希声是一致的。其中，《神秘园之歌》恬适安宁；《白石》静谧深邃；《新世纪的黎明》明快向上……倾听这些不同风格的音乐，常常能把人带入无尽的遐想和追忆之中。

准妈妈们，尽情地享受吧！让舒缓的旋律抚平焦躁的心情，寻找渴望已久的宁静。随着旋律一起入睡，在遥远的梦幻里流连，所获得的安宁与享受，会使体内分泌酶和乙酰胆碱等有益物质，改善胎盘供血状况，同时使胎儿心率平稳，对胎儿的大脑发育具有良好的刺激作用。

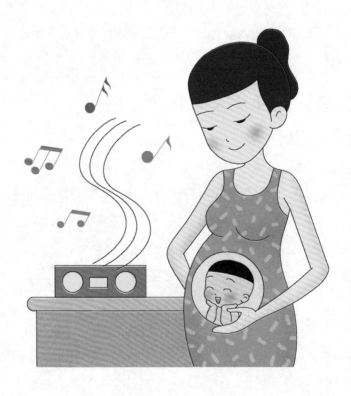

Part12 第12周：胎儿已初具人形

孕早期在第12周后就将结束了，3个月来你和宝宝都发生了巨大的变化，胎儿已初具人形。

◉保健细节

特别要注意口腔护理

怀孕即将满3个月，妊娠反应期也将过去，准妈妈的胃口开始好转，这时要特别注意口腔护理。在牙膏选择上，切忌选择消炎类牙膏，因为这些牙膏含有化学制剂，不安全。对你来说，"含盐"牙膏是最佳的选择，因为含盐牙膏中的盐分有消炎健齿的作用，是最安全的牙膏。

规范的刷牙时间应该是每次3分钟，从内到外，从上到下，每个沟壑都应清理干净。特别是准妈妈，在口腔卫生保健方面应注意，一定要每次刷满3分钟，这样才能彻底清除牙齿邻面和间隙内的牙菌斑和嵌塞的食物。

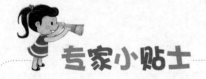

专家小贴士

准妈妈刷牙，除了要选择软毛牙刷，还要掌握必要的动作要领：竖刷法。这样才可以把牙缝中的食物残渣和牙菌斑清除掉。

睡眠时不要使用电热毯

冬季，冷空气、雨雪侵袭，一些准妈妈会用电热毯来取暖。这种方法是不可取的。因为胎儿在前3个月对高温极为敏感。高温易导致子宫收缩，影响胎位。电热毯的电磁场还会影响胎儿的细胞分裂，有可能造成胎儿发育畸形或者流产。

所以准妈妈尽量不要用电热毯，冬日取暖可通过合理调节室温，穿棉拖鞋、宽松保暖的衣物等措施。实在要用，就在睡前用电热毯捂热一下被窝，然后关了再睡，一定不要直接睡在插着电的电热毯上。

准妈妈这样逛街才安全

在现实生活中，"逛街荡商场"向来是女性的一大爱好和乐趣。妇女怀孕以后，同样离不开这种生活方式。但是，需要提醒的是，孕妇的身体发生了一系列变化，身体笨重，行走不如孕前。因此，逛街时也有一些注意事项。

❀ 不要选择人流高峰期逛街

孕妇对拥挤环境的适应性差，外出时要尽可能避开人流高峰期，免受拥挤之累。上街购物要有计划，减少在一些拥挤场所的逗留时间。在逛街途中可选择街心花园或人少境幽处休息一会儿。

❀ 购物时间不宜过久

每次逛街最好不要超过2小时。尤其是在一些密闭的商场或娱乐场所不要久留，要注意呼吸新鲜空气，及时补充身体所需的氧气。

❀ 购物归来及时换洗

逛完商场后回到家里应当及时洗手、洗脸，换下外衣。购回的物品要合理存放，外包装要妥善处理。也可坐定后闭目养神或听听优雅音乐，以消除躯体疲劳，缓解紧张情绪。

●营养保健

煮夫当家：注意补铁防贫血

孕早期良好的铁营养是成功妊娠的必要条件。怀孕时，血红蛋白需要增加20%，如果不从怀孕早期就开始贮备铁，到了怀孕中晚期，就很容易发生妊娠贫血的问题。准妈妈轻度贫血，对妊娠、分娩没有太大影响，但重度贫血，会对母子都产生非常严重的影响，因此，准妈妈不可轻视。

预防贫血应多吃动物性食物，如肝脏、血豆腐、牛肉中的铁更容易被人体吸收。尤其是动物肝脏中还含有丰富的维生素A，其对铁的吸收及利用很有帮助。所以，孕期最好每周吃一次动物肝脏，对预防缺铁性贫血很有效果。

板栗炖牛肉：补充维生素B$_6$，防腰膝酸软

【原料】牛肉500克，熟板栗仁250克，精盐、姜片、葱段、植物油、酱油、料酒、白糖各适量。

【制作】将牛肉切成块，在沸水中汆一下。锅置火上，倒入适量植物油，油热倒入板栗仁，炸片刻捞出，放入葱段、姜片、牛肉和适量清水煮沸，再放入板栗，加料酒、酱油、白糖，炖熟即可。

【功效】牛肉含有维生素B$_6$，每100克的含量约为380微克。牛肉具有健脾养胃、强筋健骨之功效，对孕期腰膝酸软、双腿无力、尿频以及脾胃虚弱引起的食欲不振等症状有治疗作用。

红枣泥：补充维生素C效果显著

【原料】红枣100克，白糖适量。

【制作】将红枣洗净，放入锅内，加入清水烧开后用小火煮15～20分

钟，至枣肉熟烂。停火后，去掉枣皮、枣核，加入白糖，调匀食用即可。

【功效】本品细腻、甜醇，适合孕期食用。红枣富含维生素C，吃枣泥补充维生素C效果显著。准妈妈也可以直接食用红枣。

把住嘴：柑橘不可多食

柑橘品种繁多，有甜橙、南橘、无核蜜橘、柚子等。它们都具有营养丰富、通身是宝的共同优点。其汁富含柠檬酸、氨基酸、碳水化合物、脂肪、多种维生素、钙、磷、铁等营养成分，是孕妇喜欢吃的水果。但是，柑橘虽好，却不可多食。因为柑橘性温味甘，补阳益气，过量反而对身体无补，容易引起燥热而使人上火，发生口腔炎、牙周炎、咽喉炎等。孕妇每天吃柑橘不应该超过3个，用量不宜超过250克。

●做对胎教

知识胎教：
每天读童话30分钟

这一时期，夫妇二人应当制订出怀孕期间的生活计划，着手写怀孕日记，并开始实施童话胎教。

读童话的时间以每天持续30分钟左右为宜，要选择安静的时间，确保内心处于平静状态。如果坚持每天在固定的时间段阅读童话，会使即将出生的孩子养成有规律的生活习惯。

怀孕初期，最好选择图较多、能够激发准妈妈想象力的童话书。在内容上，选择充满爱、幸福、勇气和智慧的美丽故事，而不要去选择善恶极端对立或悲伤的故事。妈妈通过阅读

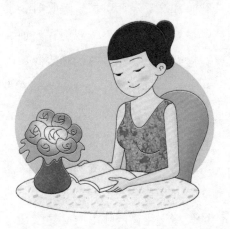

童话向孩子传递"这个世界值得去体验"的信息。此时胎儿无法听到妈妈的声音，妈妈也不要刻意认为这是在为孩子念童话，就当作是为自己念童话吧！在平静的心态下，或追忆过去有趣的往事，或对未来展开美好的憧憬，不论是对胎儿还是准妈妈来说，都将是获益匪浅的。

音乐胎教：
选听的音乐要多元化

许多人认为准妈妈听的音乐应该以轻柔为主，而实际上音乐应该更加多元化一些，因为不同的旋律、不同的节奏带给胎儿的感受和影响是不一样的。如果音乐的节奏和表达的内容能和宝宝爱玩耍的特点相吻合，那将对胎儿的生长、发育起到更为明显的效果。

● 老约翰·施特劳斯的《拉德斯基进行曲》——感受强烈的节奏与柔媚的线条之美。

乐曲以其脍炙人口的旋律和铿锵有力的节奏征服了广大听众，成为流传最为广泛的进行曲。强劲有力的引

子之后是第一部分主题，让人们仿佛看到了一队步兵轻快地走过大街。随后是与前面主题相对比的轻柔主题，听后让人感觉激情澎湃，活力无限。

●普罗科菲耶夫的《彼得与狼》——做个勇敢的宝宝。

作曲家运用乐器来刻画人物和动物的性格、动作和神情，形式新颖活泼，旋律通俗易懂，富有艺术魅力。最宝贵的还是这部作品的思想内容：只要团结起来，勇敢而机智地进行斗争，任何貌似强大的敌人都是可以战胜的。整个乐曲生动活泼，犹如一幅生动的画卷，在你面前展开。

●格里格的《培尔·金特》组曲中的《在山魔王宫殿里》——感受力度与节奏。

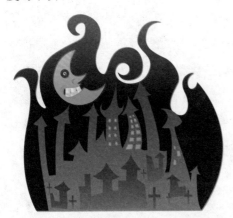

培尔·金特是一个非常讨厌的家伙，做了许多坏事，大家不喜欢他，他只好自己去流浪。有一天他来到山魔王的宫殿里，引来了许多小妖怪。

乐曲描写了培尔·金特吓得魂不附体的场景。聆听诙谐可爱的旋律，感受力度在乐曲中由弱到强直到极强的过渡，你仿佛看到许多小妖怪在乱舞的场景。准妈妈们，带着你的小宝宝经历一下小妖怪的宫殿吧！不同的节奏、不同的力度、不同的音色、不同的旋律带给我们不同的体验。

运动胎教：呼吸也是一种运动

呼吸也是一种很好的运动。所谓呼吸运动，就是指胸廓有节律地扩大和缩小，从而完成吸气与呼气。准妈妈孕初可多做呼吸运动，这种运动不仅可以帮助准妈妈改善呼吸功能，促进血液循环，减轻心脏负担，放松和保持平静，还可以避免激烈运动造成的流产危险。

准妈妈可以练习的呼吸运动分为浅呼吸和深呼吸两种。浅呼吸时，准妈妈最好坐在地板上，双腿在身前交叉，腰背挺直，用一般的呼吸频率呼气和吸气。深呼吸时，准妈妈双腿在身前交叉，以舒适的姿势坐在地板上，腰背挺直，用鼻孔深吸气，口腔保持闭合，将吸入的气体先吸到胸，经膈到腹腔，使腹部充盈而凸起，再将吸入的气慢慢由鼻腔呼出。反复练习。

Part13 第13周：声带和奶牙根开始生长

孕中期的第1周是你整个孕期的第13周。在怀孕13周时，胎儿声带和奶牙根开始生长，准妈妈已经历了第一次产检，在今后也应按时去医院进行产检。

◉保健细节

避免流产，别干过重家务活

本周，准妈妈肚子里的胎儿体重增加了，准爸爸切记不要让准妈妈做过重的家务活，如洗衣服、提重物、搬东西、登高等。虽然比起前一段时间来说，胎儿相对稳定了许多，但是仍然要避免流产。现在，准妈妈的脚到了下午可能会有些肿。每晚，给妻子打上一盆温热的洗脚水，再帮妻子做个足底按摩，一定能够慰藉妻子焦躁的心绪。

左侧卧位，准妈妈的最佳睡姿

医学专家对孕妇的睡姿进行了长期的临床研究和实践后证实：孕妇在妊娠期，特别是妊娠中期和晚期，采取左侧卧位是最佳的睡眠姿势。这是因为，腹腔左侧有乙状结肠，使增大的子宫不同程度地右旋。如果仰卧，增大的子宫压迫腹主动脉，使子宫动脉压力降低，不仅影响子宫及胎儿的供血，而且增加下腔动、静脉的压力，可导致会阴静脉曲张及下肢水肿。而左侧卧位时，可减轻腹主动脉的压力，既改善准妈妈心、肺、肝、肾的血流量，又能增加胎盘血流量。

准妈妈出行，安全是"保护神"

孕中期情况较稳定，经医生诊查同意后，可以外出旅行，但要注意以下几点：

● 选择路途较近的地方，且避免前往人多之处。

● 外出旅游时，准妈妈不宜自己开车，迫不得已时，要注意驾车安全。

● 准妈妈不宜独自出游，最好是丈夫、家人或姐妹等在身边陪伴。

● 不宜携带过多旅游物品，够用即可，准妈妈不宜拎重物，以免发生流产。

● 行程避免太紧凑，每个停留地点都要有充分的休息时间，不宜紧张。

● 避免前往交通不便、卫生差的地区，传染病流行的地区更应避免。

● 准备一些对孕妇安全的抗腹泻药、抗疟疾药及综合维生素药剂，这也是非常必要的。

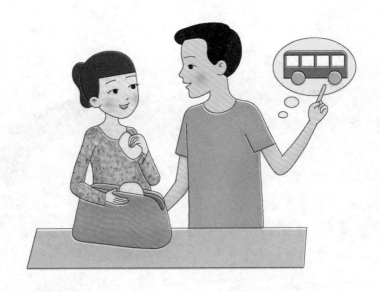

●营养保健

煮夫当家：准妈妈要正式补钙了

到了孕中期，胎儿生长发育速度加快，骨骼和牙齿等发育都需要钙的支持，这个时候准妈妈要开始正式补钙了。中国营养学会推荐孕妇在孕早期钙的适宜摄入量是每天800毫克，孕中期为1000毫克，孕晚期为1200毫克。

建议孕妇从孕中期开始，每天至少要摄入250毫升牛奶或相当量的奶制品。但一定要注意准妈妈钙的最高摄入量为每天2000毫克。如果钙多于这个量，可能会对胎儿造成不利影响。

三色豆腐羹：和中健脾，含钙、维生素A

【原料】豆腐400克，荠菜150克，火腿丝25克，植物油、精盐、水淀粉、姜末、葱花各适量。

【制作】豆腐切成半寸见方的丁，放入开水中，焯一下捞出，用冷水淋一下，沥干水分；荠菜择洗干净，用开水焯一下，用冷水凉透，沥干水分，剁成细末。油锅上火，烧七成热，放入葱花、姜末，倒入荠菜末煸炒，放入豆腐、水、精盐、味精，煮沸后，用水淀粉勾芡，撒上火腿丝食用即可。

【功效】本品色艳味美，滑嫩可口，含钙、维生素A及蛋白质，是适宜孕期食用且十分可口的一道菜肴。

桃仁炖乌鸡：准妈妈补锌的"圣品"

【原料】乌鸡1/2只，核桃仁75克，枸杞子20克，葱段、姜片、花椒、精盐、料酒各适量。

【制作】乌鸡洗净，切块，氽水，去浮沫。加核桃仁、枸杞子、花椒、料酒、精盐、葱段、姜片同煮。煮开后转小火炖，至肉烂即可。

【功效】乌鸡是补虚劳、养身体的上好佳品，与富含锌的核桃仁配合，是很不错的孕妇补锌、补虚食谱。

银丝羹：好看实用的"补钙、锌高手"

【原料】蛋黄豆腐（又名日本豆腐）50克，干贝、黑木耳、香菜末各15克，上汤、葱、姜各适量。

【制作】把蛋黄豆腐及洗净去蒂的黑木耳切丝，用冷水浸泡，葱、姜切丝备用。干贝蒸软，凉后搓碎。上汤烧开后下入蛋黄豆腐丝及各种配料。再次烧开后调味、勾芡，最后撒入香菜末。

【功效】蛋黄豆腐、干贝和黑木耳是食物中补钙、锌的高手，清淡鲜香的口味，也肯定能讨得准妈妈的欢心。

把住嘴：不要空腹吃猕猴桃

猕猴桃营养丰富，素有"果中之王"的美誉。爱美的准妈妈们可多吃些猕猴桃，就不用担心怀孕后自己白皙的脸庞被黄褐斑"入侵"了。猕猴桃中含有丰富的维生素C，可使准妈妈的皮肤保持白皙。猕猴桃虽好，但并非人人皆宜。由于猕猴桃性寒，故脾胃虚寒者应慎食，经常性腹泻和尿频者不宜食用。食用时间以饭后1～3小时较为合适，不宜空腹吃。有先兆性流产现象的准妈妈可千万别吃猕猴桃。

●做对胎教

想象胎教：
给宝宝取个可爱的名字

有人做了这样一个实验。在准妈妈妊娠期间，给宝宝取一个小名，并常常向腹中的胎儿呼唤他的名字，跟他说话。胎儿出生以后，当他听到呼唤他的小名时，会突然停止吃奶或在哭闹中安静下来，有时甚至会露出高兴的表情。

先有了愿望，然后才有了生命的实际。准妈妈们，请相信美好的愿望，给腹中的胎儿取个名字吧！经常呼喊着宝宝的小名进行胎教，相信有一天他会还你一份惊喜的。大家不妨这样试一试："××（宝宝的乳名），我是你的妈妈，我会天天和你讲话，陪你玩耍，告诉你外界一切美好的事情。" 这样可使父母对他更为重视，与他"对话"更为方便。此外，经常呼唤他的名字，能引起条件反射，胎儿一听到叫他的名字就知道是在和他讲话了。

当然，给胎儿取的名字要响亮一些，最好两个字一样，如"贝贝"、"灵灵"，这样容易叫，容易听，也容易记住。

语言胎教：
给胎儿讲童话故事

书是知识的源泉，是准妈妈文化修养的基础，也是胎教必不可少的精神食粮。读一本好书，看一篇好的文章，无异于在精神上获得一次美的净化，使人心情开朗、精神振奋、耳目一新。同时，对"深居宫中"的胎儿也能起到潜移默化的渗透作用。

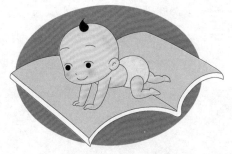

由于此月龄的胎儿已经产生了最初的意识，准妈妈可以每天选择一个固定的时间，给宝宝讲一个精心准备的童话故事。童话的"天马行空"可以很好地培养宝宝的想象力、创造力，同时也能够帮助准妈妈缓解焦

虑,而且在讲述童话的过程中,准妈妈自己也仿佛回到了美好的童年时代。给胎儿讲童话故事的时候,应注意以下两个要点:

❀ 选择一个好故事

准妈妈选择的故事应注重体现勤劳、勇敢、善良、聪明等美好的品质,故事蕴藏着丰富的情感,并且结局很美好,这样可以给胎儿以良性的刺激,有利于他健康成长。

❀ 讲故事时要富有感染力

有些准妈妈给宝宝讲故事时,音调没有起伏变化,这样就不能很好地达到胎教目的。试想,一个都不能打动你自己的故事,又怎能打动胎儿呢?正确的做法应该是:想象宝宝正在你的身边聆听你讲的故事,根据故事情节的深入,变化多种音调。坚持每天给宝宝讲故事,每次20分钟左右,一天累计1小时。

游戏胎教: 教胎儿学数字

教胎儿学习数字是一种行之有效的胎教方法。虽然这种方法至今仍未得到令人满意的科学验证,但这种方法可以集中孕妇注意力,使其通过眼、耳、口、手等器官的刺激,专注、认真地观察、讲解和学习,同时对胎儿起到潜移默化的影响。

方法如下:制作一些卡片,把数字和一些笔画简单、容易记忆的字制成颜色鲜艳的卡片,卡片的底色与卡片上的字分别采用对比度鲜明的不同颜色,如黑与白、红与绿等。总之,应鲜明醒目,一目了然。训练时准妈妈要全神贯注,两眼平视卡片上的文字,一边念一边用手沿着字的轮廓反复描画:"1像铅笔,会写字;2像鸭子,水中游;3像耳朵,听声音;4像小旗,迎风飘;5像秤钩,来买菜;6像哨子,吹声音;7像镰刀,来割草;8像麻花,拧一遭;9像球拍,能打球。"通过生动的语言描述,将简单的数字视觉化,相信能使胎儿感受到数字的魅力。

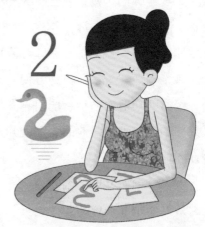

首先恭喜你已进入怀孕14周。此时小宝宝已经能做很多表情了，如皱眉、做鬼脸、斜一斜小眼睛，胎儿发育已经度过了关键时期。不过，日常护理还是需要仔细小心。

◉保健细节

采取措施防止腹泻

准妈妈一定要重视腹泻问题，因为剧烈的腹泻可能会引发子宫收缩导致流产，并且腹泻会影响准妈妈对营养物质的吸收。因此，一旦出现剧烈的腹泻，应及时就医，采取积极措施进行治疗。

有些准妈妈的腹泻并不厉害，所以就想自己找药吃。但是，不要吃诸如洛哌丁胺之类的止泻药，而服用一些口服补液盐还是安全的。如果你不确定孕期可以服用哪些药物，请询问医生或药剂师。按照医嘱吃药，这是最安全的做法。

别乱用药，中药未必就一定安全

在怀孕期间，孕妇因病需用药物时，多喜欢选用中药。

其实，中药也并非都是绝对安全的。许多中药所含的各种生物碱及化学成分亦十分复杂，特别是各味中药相互配伍以后产生的作用差异较大，有的可直接或间接影响到胎儿的生长发育。因此在孕期，准妈妈除慎用西药外，亦应慎用部分中药，以免造成畸胎或导致早产、流产。

当然，在丰富的中药宝库中，对孕妇有不良作用的药物毕竟是少数，中药作为天然药物仍然比西药的不良作用要小得多。所以，孕妇在患病时不必讳疾忌医，应及时找医生诊治，请医生权衡利弊选择使用中药。

准妈妈出门宜戴口罩

专家指出，孕期应动静结合，外出适当运动散步，呼吸清新空气，能让准妈妈身心愉悦、放松，对腹中宝宝的发育也有促进作用。但是，怀孕中的女性需要保护自己的身体健康，让自己尽可能地避免空气污染带来的伤害，孕妇戴口罩就成为了一种必然的现象。而准妈妈戴口罩也要注意一些事项，以下情况下应及时更换口罩：

● 口罩受污染，如染有血渍或飞沫等异物。

● 使用者感到呼吸阻力变大。

● 口罩损毁。

● 防尘滤棉，在口罩与使用者面部密合良好的情况下，当使用者感到呼吸阻力很大时，说明滤棉上已附满了粉尘颗粒，应该换新的了。

● 防毒滤味，在口罩与使用者面部密合良好的情况下，当使用者闻到了有毒物的味道时，就该换新的了。

●营养保健

煮夫当家：多吃富含碘、锌的食物

　　孕14周左右，胎儿的甲状腺开始起作用，制造自己的激素。而甲状腺需要碘才能发挥正常的作用。若母体摄入碘不足，新生儿出生后甲状腺功能低下，会影响孩子的中枢神经系统，尤其大脑的发育。鱼类、贝类和海藻等海鲜是碘最丰富的食物来源，每周至少要吃两次。同时，缺锌会造成准妈妈味觉、嗅觉异常，食欲减退，消化和吸收功能不良，免疫力降低。因此也不能忽略了补锌，富含锌的食物有生蚝、口蘑、芝麻等，尤以生蚝含量最高。

孜然鱿鱼：补锌高手，促进骨骼发育

　　【原料】鲜鱿鱼1只，植物油、白醋、料酒、孜然、葱末、姜片、蒜末各适量。

　　【制作】将鱿鱼剪开，把墨囊取出，剥下皮，剪去内脏并冲洗干净；将鱿鱼切成花刀片放沸水中余一下，捞出沥干。锅中放植物油，烧热后放入葱末、姜片；炝锅后倒入鱿鱼快速翻炒，再放入白醋、料酒、孜然将鱿鱼炒熟透即可。

　　【功效】鱿鱼含有丰富的蛋白质，其中矿物质尤以钙、磷、铁、硒、钾、钠为丰富，对宝宝骨骼发育和造血十分有益。另外，其锌含量仅次于生蚝。

花椰菜炖蹄筋：孕期的"天赐良药"

　　【原料】猪蹄筋、花椰菜各800克，鸡肉200克，火腿50克，高汤1500毫升，精盐、味精、料酒、猪油（炼制）、食用碱各适量。

【制作】将水发猪蹄筋用温水浸泡，加上食用碱除去油腻，用水洗净，切成两半；鸡肉、火腿分别放入锅内汆熟待用；花椰菜洗净，切成小块，投入沸水锅中略焯，取出备用；将熟鸡肉、熟火腿均切成片；将花椰菜块、熟鸡肉片、猪蹄筋、熟火腿片和高汤一起放入锅中，加入料酒、精盐、味精和猪油烧沸，再转小火炖至汤浓，猪蹄筋入味即可。

【功效】此菜富含锌，有爽喉、开音、润肺、止咳的功效，是孕期的"天赐良药"。

杏仁提子麦片粥：补充多种营养素

【原料】熟杏仁20克，提子干15克，麦片50克，精盐、牛奶、蜂蜜各适量。

【制作】小火将放入精盐的水煮沸，一边搅拌一边倒入麦片，然后边搅拌边用中火煮大约1分钟；从火上撤下，冷却2～3分钟，即可出锅盛入碗；依自己的喜好加入牛奶，并放入提子干、熟杏仁和蜂蜜一起调匀，即可食用。

【功效】本品含有多种维生素及矿物质，非常有利于准妈妈营养的补充。

把住嘴：忌大量摄取"两高"食物

这里所谓的"两高"食物是指高蛋白、高脂肪食物。怀孕后身体会发生一系列的变化，有的则微乎其微，准妈妈胆道的变化就是其中之一。短时间摄入大量高脂肪、高蛋白的食物，很容易引发胰腺炎，严重的可能引起准妈妈流产，危及准妈妈生命安全。所以，切勿以为补得越多越好，荤素结合才科学合理。

●做对胎教

音乐胎教：听《梁祝》与胎儿交流

胎儿此时已经具备了听音乐的生理条件，准妈妈可准备一架微型扩音器，将扬声器置于准妈妈的腹部并播放中国古典音乐《梁祝》。乐曲响起时，不断移动（动作要轻）扩音器，将优美的乐曲透过母腹的腹壁，源源不断地灌输给胎儿。每一次可播放2～3个选段，既要让胎儿欣赏音乐的美感，又要防止胎儿听得过于疲乏。准妈妈在听音乐时音量不要过大，也不要听那些节奏强烈、有刺激性的躁动音乐，如霹雳舞、迪斯科舞曲，它们有可能造成细胞破裂死亡，对胎儿造成不良影响。

语言胎教：讲故事《小熊过桥》

今天为准妈妈推荐一则《小熊过桥》的故事，这则故事既能消除不良情绪，又能对胎儿进行有益的胎教。

小熊过桥

有一只小熊对妈妈说："妈妈，我有好些日子没看见姥姥了，我想去看看姥姥。"

妈妈说："好啊，你去的时候，把咱们那束鲜花给姥姥带去，再把那一包点心也给姥姥带去！"

小熊抱起点心盒子，拿起那束鲜花，说："妈妈，我走了！"

妈妈说："小熊，早去早回来，替我问姥姥好！"小熊答应着就走了。

小熊走着走着，来到一条小河边上，河上有一座桥。这桥是用竹子搭的，小熊走到上面就不敢动了，因为走起来左一摇右一晃的，河水还在下边哗哗地响哩！

这可怎么办呢？小熊急得哭着叫："妈妈，妈妈，快来呀！"可是，妈妈离这儿远着哪，听不见呀。

熊妈妈听不见，可是水里的小鱼儿听见了，他们"扑哧、扑哧"从水里钻出头来，对小熊说："小熊，小熊，你别害怕，眼睛往前瞧，别往水下看，你挺起胸，直起腰，迈开步，一二，一二，就过去啦！"

小熊听小鱼儿的话，抬起头，眼睛向前看，挺起胸，直起腰，迈开大步，一二，一二！嘿，真走过桥去了。

过河以后，眼泪还没干，小熊就高兴地笑了。小熊回过头来，冲着小鱼儿直点头："小鱼儿，小鱼儿，谢谢你们了，再见吧！"小鱼儿一看小熊平平安安地过河后，都挺高兴，"鼓儿，鼓儿"，全都钻到水里去了。

讲完这则故事后，准妈妈要对胎儿说："每个人都会有胆怯的时候，关键是看自己能不能正视困难，顺利地渡过难关。"然后鼓励宝宝，让他做个勇敢的小宝宝。另外，准妈妈也不要忘记用这则故事来鼓励自己，以乐观的态度对待自己的不适及不良情绪。

运动胎教：做婴儿式瑜伽

 适合群体 适合初级练习者，孕初期、孕中期也可练习，不适合孕后期。妊娠30周以后不能练习这个姿势。

动作描述 仰卧，双膝屈于胸前，双膝保持弯曲，向上举起双脚，小腿与地面垂直。双手握住两脚外侧边缘，两腿膝盖靠近腋窝，尾椎骨贴紧地面。保持这个姿势，以感觉舒适为度，然后双脚放回地面，双膝弯曲。

益处 舒展髋部和骨盆部位。

Part15 **第15周：可以通过B超分辨宝宝的性别**

孕15周的时候，可以通过B超分辨宝宝的性别了，作为准妈妈现在已经可以明显地感觉到胎动了，好好享受这一刻吧！

●保健细节

孕中期，
做好监护，防止妊娠意外

到了孕中期，准爸爸要做好家庭监护，这样不仅可以了解胎儿的发育情况，而且能及时发现异常现象。

如果准妈妈出现以下情况，则提示妊娠可能有不正常情况存在：小便发红，面色苍黄；胎动过剧或过少；头晕眼花，视物不清；胸闷恶心，烦躁不安；下肢水肿，晨起明显；腹部过大，形若悬垂；腹部过小，胎儿不动；妊娠期间出血不止；分娩未至，阴道流水等。对此准爸爸要引起高度警惕，应立即带准妈妈去医院做产科检查，争取早诊断早处理，预防意外情况发生。

做哺乳准备，
开始乳头的保养

从这个月开始进行乳头保养，可极大地减少乳头皲裂、乳腺炎、乳头凹陷、乳头过大过小的发生，为顺利进行母乳喂养打下良好基础。

● 洗浴后正确按摩乳房。每次洗澡后，在乳头上涂上橄榄油或维生素

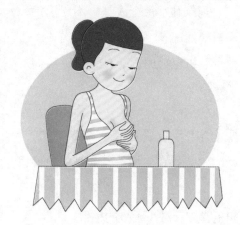

软膏，用拇指和食指轻轻摩擦乳头及周围部位5分钟左右，可使乳头皮肤变得不那么娇嫩，宝宝出生后吸吮乳头时，妈妈不至于疼痛。

● 不随意使用丰乳／减肥霜。乳房较小的准妈妈，孕期切不可使用丰乳霜；乳房较大的准妈妈，也绝不可以使用减肥霜。这两种用品中都含有一定的性激素，随意使用会影响乳腺的正常发育。

● 如果有乳头扁平或乳头凹陷，从现在开始可进行纠正。用拇指、食指、中指三个手指对捏起乳头，向外轻轻牵拉，停留片刻，每次牵拉15次，每天坚持3次。

防电磁辐射，减少使用手机的影响

现在几乎每个人都离不开手机，辐射处处都有。那么，准妈妈该怎么减少手机辐射的影响？下面，我们来了解一下。

✿ 使用手机要在信号强的地方

准妈妈在使用手机的时候，要找一个信号强的地方，这样可以降低手机的功率，减少手机的辐射。

✿ 手机接通不要马上就听

手机在刚刚接通的时候，信号传输系统还处于接洽之中，需要手机以最大功率来支持，因此会产生很大的电磁辐射。准妈妈应待手机信号稳定后，才可以听电话，减少辐射的伤害。

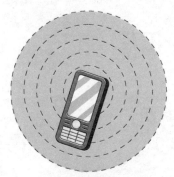

手机的电磁波辐射
对胎儿有致畸作用

✿ 不要把手机挂胸前

如果准妈妈把手机挂在胸前，其辐射会伤害到准妈妈的心脏，损害女性的内分泌系统，对胎儿的发育非常不利。所以，准妈妈要改掉把手机挂胸前的习惯。

✿ 不要忽视手机充电器

在手机充电的时候，手机的充电器处于工作的状态，也会产生电磁辐射，准妈妈应远离充电器，更不要将其放在床边。

●营养保健

煮夫当家：适量补充维生素A、维生素E

适量补充维生素A，其是人体必需而又无法自己合成，孕妇缺乏维生素A会影响胎儿生长发育，引起胎儿缺陷。同时要补充维生素E以促进人体新陈代谢，维生素E广泛分布于动植物食品中，良好的食物来源有麦胚油、棉籽油、大豆油、花生油及芝麻油。

黑芝麻糙米粥：加速代谢功能，活化脑细胞

【原料】糙米100克，黑芝麻、白糖各适量。

【制作】糙米淘洗干净，锅中加清水煮沸，放入糙米搅拌一下，待煮滚后改用小火熬煮45分钟，再放入黑芝麻继续煮5分钟，加入白糖煮溶化即可。

【功效】糙米是补充营养元素的基础食物，更是B族维生素的主要来源；黑芝麻能加速人体的代谢功能，有效预防贫血，活化脑细胞，消除血管胆固醇。

黄豆炖排骨：提供优质蛋白

【原料】黄豆100克，猪排骨500克，精盐适量。

【制作】把黄豆和猪排骨洗干净；锅内加入清水，放入排骨和黄豆，先大火烧沸再用小火煨20分钟，最后放精盐调味即可。

【功效】此品能为人体提供优质蛋白、大量磷酸钙、骨胶原、骨黏蛋白等，可为准妈妈提供充足的营养。

拌二笋：富含维生素，缓解妊娠呕吐

【原料】净春笋150克，净莴笋250克，酱油、香油、白糖、姜、味精、精盐各适量。

【制作】将姜洗净，剁成末；春笋切成手指粗的条块；莴笋切成条形滚刀块；锅上大火，放入清水，下入笋条烧沸，改用小火熬几分钟，捞出沥水，放入盘内；莴笋放入碗内，加入精盐腌几分钟，挤去盐水，也放入盘中与笋条拌匀。把酱油、白糖、味精、姜末同放入一小碗内调匀，浇在二笋上，淋入香油拌匀即可。

【功效】此菜含有丰富的胡萝卜素和维生素C、维生素B$_1$、维生素B$_2$等，有利于缓解妊娠呕吐，适合孕妇食用。

把住嘴：忌吃含添加剂的食物

准妈妈应忌食添加剂过多的熟食、饮料等食物。这些食品在加工过程中，都加入了一定量的添加剂，如人工色素、香精、防腐剂等。尽管这些添加剂对健康成人影响不大，但孕妇食入过多则会对正在发育的胎儿造成不良的影响。严重的还会导致胎儿畸形。如罐头食品，其营养价值并不高，经高温处理后，食物中的维生素和其他营养成分都已受到一定程度的破坏。而且罐头食品中的化学添加剂可影响胎儿的细胞分裂，造成发育障碍，引起流产和早产。

●做对胎教

营养胎教：全吃素食不可取

一些准妈妈担心孕期发胖，平时以素食为主，怀孕后加上妊娠反应，就更不想吃荤食了，结果就全吃素食。准妈妈全吃素食，会造成牛磺酸缺乏。准妈妈对牛磺酸的需要量比平时增多，本身合成牛磺酸的能力又有限，素食中很少含有牛磺酸，而荤食大多含有一定量的牛磺酸。只吃素食，久而久之，会造成牛磺酸缺乏。如果准妈妈缺乏牛磺酸，宝宝出生后易患视网膜退化症，个别的甚至失明。因此，准妈妈不宜全吃素食。

怡情胎教：不断提高自身修养

修养是个人魅力的基础，其他一切吸引人的长处均来源于此。修养包括学识、礼仪、审美、情操等方面。每个人的修养都是可以不断提高的，准妈妈的自身修养，对胎儿有某种程度的影响，尤其是妊娠后期，胎宝宝已具备了听觉、感知等能力，并能做出一定的反应，因而准妈妈在孕期加强修养是很有必要的。

闲暇之余，准妈妈要多看一些优秀的文学作品，从中汲取无尽的营养，充实、丰富、美化准妈妈自身的语言。用诗一般的语言、童话一般的境地，向腹中的宝宝描述人间的真、善、美，这样就会激发他的生长，培养他的美感。

音乐胎教：听听经典老歌

虽说胎教音乐选择乐曲的风格很重要，但是准妈妈也不必局限于古典乐曲或单纯的和声，那些经久不衰的老歌也是比较适合用于胎教的。

《祝你平安》

色调柔和，仿佛冬日的阳光温暖着人们的心灵，又如夏天的清风净化着心灵，使我们重温了人性中的美好善良。

《真的好想你》

夜色下的低沉吟唱，载满了浓浓的相思，轻轻的思念之情是如此的甜蜜，如此清晰而又炽热，似感受到思念中的人近在身边，爱充满着我们的心田。

《甜蜜蜜》

如歌曲的名字一样，每当吟唱，心中总是充斥着甜甜的爱情香气，但又回荡着淡淡的相思之情。旋律优美舒畅，沁人心脾。

准妈妈在欣赏这些老歌时，应注意腹中宝宝情绪的反应和胎动的变化，并将其记录下来，就可以摸索出宝宝喜欢哪种类型的音乐。如果小宝宝活泼好动，你就选择一些节奏缓慢、旋律柔和的乐曲，舒缓他兴奋的神经；要是他斯文安静，则选择一些轻松、欢快、活泼的乐曲比较适合。

胎儿在第16周时，发生的最大的变化就是他自己会在子宫里玩耍了，宝宝在子宫里最好的玩具就是脐带……

◉保健细节

双胞胎该怎样安胎、保胎

怀了双胞胎，当然是意外之喜，但值得注意的是，双胞胎准妈妈与单胞胎准妈妈相比有许多不同之处，最明显的是母体处于超负荷状态，如果不加注意，就会发生许多并发症，导致准妈妈、胎儿或婴儿的死亡。

双胎妊娠准妈妈的子宫比单胎明显增大，且增速较快。这不仅增加了准妈妈的身体负担，同时由于对心、肺及下腔静脉的压迫，还会产生心慌、呼吸困难、下肢水肿及静脉曲张等症状。因此，准妈妈要特别注意避免劳累，多卧床休息，这对减轻压迫症状，增加子宫的血流量都有好处。

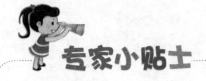
专家小贴士

双胞胎准妈妈的肚子大得快，妊娠纹出现得也会较早、较明显。所以，从怀孕初期就需注意肌肤的保养，尤其是腹部。

做好胎动、胎心等监测

这个时期胎儿的生长发育速度很快，所以有必要进行家庭监护以利于随时了解胎儿的情况。可以请丈夫帮你做这件事情，准爸爸的关爱会通过准妈妈的感受传达给胎儿。监测的内容包括胎动、胎心音，测量宫高、体重等。正常胎动一般每小时3～5次，孕7～8月最为活跃。现在可以用听诊器在孕妇的腹部

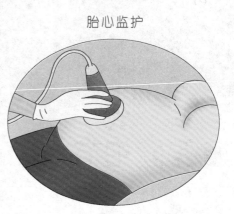

胎心监护

听到胎心音，每分钟120～160次。从下腹耻骨联合的上沿至子宫底间的长度为宫高，从20周起一般每周增加1厘米。

保证适时适量的运动，防止水肿

孕中期随着宝宝体重的增加，准妈妈的负荷也随之增大，尤其是对腿部的压力增加，很容易导致水肿的发生。不要因为在办公室就相应地减少运动，这样只能让水肿越来越严重。可以选择一些简易的方式缓解水肿，每隔1小时左右，将自己的脚放在椅子上面几分钟，这样可以缓解脚部的疲劳。或是做做小腿按摩，严格按照淋巴回流的方向由下向上按摩，这样也可以降低水肿的发生率。

●营养保健

煮夫当家：补充富含钙及维生素C的食物

现在是宝宝长牙根的时期，准妈妈要多吃含钙的食物，让宝宝长上坚固的牙根。白糖有消耗钙的不良反应，且易使人发胖。准妈妈可以用红糖来代替白糖。红糖中钙的含量比白糖多2倍，铁的含量比白糖多1倍，还有人体所需的多种营养物质，有益气、补中、化食和健脾暖胃等作用。

同时要注意补充维生素C，其可促进人体内胶原蛋白的形成，强健皮肤、关节和骨骼，加快伤口复原，增强人体免疫力等重要作用。准妈妈一定要合理补充维生素C。

开胃三丝：提供孕妇所需的营养成分

【原料】新鲜黄瓜1根，大鸭梨2个，山楂糕100克，白糖、香油各适量。

【制作】将黄瓜去蒂，洗净，切成细丝，放入盘内；山楂糕切成细丝，放在黄瓜丝上；鸭梨去皮、核，切成细丝，放入盘内，与黄瓜丝、山楂糕丝轻轻拌匀，再将白糖撒入盘中，滴入香油，调拌均匀即可食用。

【功效】此品含有丰富的蛋白质和维生素C、维生素D、胡萝卜素及叶酸、钙、锌、磷、碘、铁等矿物质，能提供孕妇所需的营养成分。

姜汁菠菜：开胃止吐，帮助排宿便

【原料】菠菜500克，生姜、精盐、醋、香油、味精各适量。

【制作】生姜洗净拍碎捣烂，加入少许清水浸泡（浸出姜汁）；菠菜洗净，经沸水烫一下，捞出沥干水分，整齐地码放在盘中；淋入姜汁，撒上精盐，加味精和醋少许，再滴香油即可。

【功效】此品富含钙、铁等矿物质，还能开胃止吐，帮助排宿便，特别适合准妈妈食用。

把住嘴：不要长期高钙饮食

钙是胎儿身体发育所必需的营养素，但准妈妈盲目地摄入高钙食物，如牛奶、钙片、维生素D等，对胎儿成长发育也有害无益。据相关研究证明，准妈妈补钙过量，可致胎儿患有高钙血症，出生后患儿会囟门过早关闭、颚骨变宽而突出、鼻梁前倾、主动脉窄缩等。这样既不利于宝宝健康地成长，又有损后代的颜面美。因此，建议孕期准妈妈的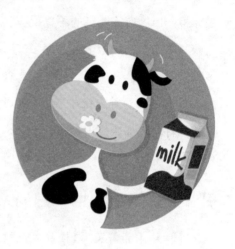每天钙摄入量为800～1000毫克，不需要特别补充钙剂，只要从日常的鱼、肉、蛋等食物中合理摄取就足够了。

◉做对胎教

怡情胎教：
向胎儿输入良性信息

孕4个月的胎儿，其大脑中枢内控制本能、欲望、心理状态的间脑或旧皮质部分已经形成。当准妈妈情绪不稳定时，间脑的激素就会变化，这时会通过母亲血液，经由胎盘流入胎儿血液中，再进入胎儿间脑，其受到刺激，就会让胎儿的行动产生变化。如果用超声波来观看胎儿，可发现胎儿会有一些异常行为。这种刺激的反应，对出生后的宝宝影响很大。一般来说，脾气较暴躁的孩子，与其在母亲体内孕育时的家庭环境有关，特别是与父母关系不够和谐有关。

准妈妈一定要记住：胎教的所有内容都是围绕一个目的，即输入良性信息，确保胎儿生存的内外环境良好，使胎儿在自然而然中，在无意识探索中健康成长。因此，为了胎儿能够健康成长，准妈妈要保持快乐的情绪，把胎儿当作一个能听、能看、有思想、有感情的小生命，"你开心宝宝也开心"。

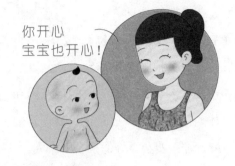

你开心
宝宝也开心！

音乐胎教：
享受"音乐浴"

音乐浴是把音乐、静坐融为一体，对解除疲乏、心胸郁闷、头昏、头痛有立竿见影的效果，对治病强身也有一定疗效。在进行音乐浴的时候，音乐的选取要以自己喜爱的、节奏较明快的为好，太快或太慢都会影响效果。

可以选听《春江花月夜》、《假日的海滩》、《矫健的步伐》等曲子。在享受"音乐浴"时，收录机放置在一定距离，以正对为好，使两耳平衡感受音乐。音量开到适中，音乐要连续播放10分钟左右。

首先，能感受到音乐如波浪般一次又一次有节奏地冲来，冲走了疲乏，血液正随着音乐节奏在全身流动（时间控制在3分钟或一首乐曲为限）。接着，想象音乐如温热的水流，自头顶向下流动，血液也在从头到脚有节奏地流动。然后睁开眼，随着音乐的节奏，头微微地摇动，手、脚、腰身也在有节奏地颤动。最后，音乐停止后，起身关掉收录机走动走动。享受完"音乐浴"，一般头脑的昏沉感和身体的疲乏感会一扫而光，变得头脑清醒、神采奕奕，好像换了一个人。

语言胎教：朗诵 《你是人间的四月天》

四月，是踏青的季节；四月，是春天中的盛季。这样的季节里，有如苏东坡笔下的江南春景："竹外桃花三两枝，春江水暖鸭先知。蒌蒿满地芦芽短，正是河豚欲上时。"又有如杜甫笔下的春色："两个黄鹂鸣翠柳，一行白鹭上青天。"这样的季节泛着神圣的光，这神圣和佛前的圣水一样明净、澄澈，与佛心中的白莲花一样美丽，带着爱的光辉。在明媚的四月，让我们共同欣赏《你是人间的四月天》：

你是人间的四月天

我说你是人间的四月天；
笑响点亮了四面风；
轻灵在春的光艳中交舞着变。
你是四月早天里的云烟，
黄昏吹着风的软，

星子在无意中闪，
细雨点洒在花前。
那轻，那娉婷，你是，
鲜妍百花的冠冕，你戴着，
你是天真，庄严，
你是夜夜的月圆。
雪化后那片鹅黄，你像；
新鲜初放芽的绿，你是；
柔嫩喜悦，
水光浮动着你梦期待中白莲。
你是一树一树的花开，
是燕在梁间呢喃，
——你是爱，是暖，是希望，
你是人间的四月天！

这首诗的魅力不仅仅在于意境的优美和内容的纯净，还在于形式的纯熟和语言的华美。诗中采用重重叠叠的比喻，优美而丝毫没有雕饰之嫌，反衬出诗中的意境——在华美的修饰中更见清新自然的感情流露。新月诗派的诗美原则是：讲求格律的和谐、语言的轻柔和音律的乐感。这首诗可以说是这一原则的完美体现，词语的跳跃和韵律的和谐几乎达到了极致。

让我们永远记住这首林徽因的《你是人间的四月天》，让四月天在我们心中留下最好的记忆，让四月天点缀生命中永恒的春天。

第17周：胎儿的听力逐渐形成

看着凸出来的腹部，你更加确信孩子即将出世这个现实了吧？此时胎儿的听力形成，胎儿能听到妈妈心脏跳动的声音、肠蠕动的声音，尤其爱听妈妈温柔的说话声，准妈妈应多和宝宝说话，让宝宝熟悉你的声音。

●保健细节

注意防治孕期阴道炎

孕期由于激素水平的变化，阴道的酸碱度也有相应的变化，这期间准妈妈容易患阴道疾病，即为孕期阴道炎。孕期阴道炎给准妈妈带来了很多烦恼，准妈妈应积极做好预防措施，勤换内衣裤，保持良好的生活习惯。还要注意饮食，少吃辛辣刺激性的食物。按时做孕期检查，患上孕期阴道炎要积极配合医生治疗。

准妈妈失眠禁服安眠药

睡眠质量不好常用安眠药治疗，这只会产生依赖性及成瘾性，此特点已为人们所知。对于妊娠期女性来说，更应当避免使用安眠药带来的危害。它不仅会使人产生依赖性及成瘾性，还会使胎儿及出生后的婴儿产生松软症，表现为肌张力下降、低体温、呼吸困难、吸吮困难等。这些症状将易致胎儿宫内窘迫、发育受阻，还可能引起出生后婴儿硬肿症、呼吸道感染，后果十分危险。

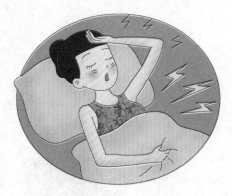

准妈妈运动过度的危险信号

准妈妈运动是值得提倡的好事，但是要适可而止，准妈妈自己身体承受不了太大的运动负荷。而且，准妈妈毕竟是怀孕在身，还要考虑胎儿的感受。准妈妈自己都不舒服了，何况宝宝呢？

准妈妈运动量是否已经过量，通常可以利用以下方法来判断。

● 可以用手腕接近颈部位置的脉搏，来检测脉搏速度是否已经太快（只要轻按在脉搏上10秒，然后将所计算的脉搏跳动次数乘以6，就得到每分钟的心跳数）。运动时，脉搏不要超过140次／分，体温不要超过38℃。

● 运动时，如果说起话来已经有上气不接下气的感觉，就应该将目前的运动减缓下来，直到可以保持正常的说话速度为止。

● 运动时，如果有头晕目眩、虚弱、头痛、呼吸短促、心悸、子宫收缩、阴道出血或漏液，及身体任何部位感到疼痛，就应该立即停止。

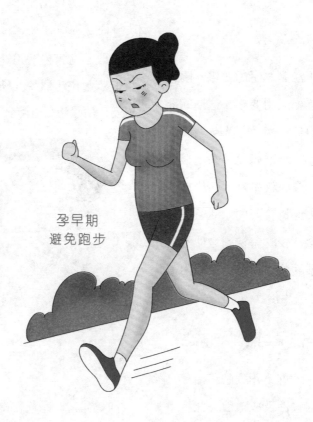

孕早期
避免跑步

●营养保健

煮夫当家：减少外出就餐，实行多餐制

准妈妈一定要控制外出就餐的次数。大部分餐厅提供的食物都会多油、多盐、多糖、多味精，不适合准妈妈的进补要求。若不得不在外面就餐时，饭前应喝些清淡的汤，减少红色肉类的摄入，用餐时间控制在1小时之内。

建议准妈妈实行全天分5～6餐进食，在两个正餐间安排加餐，补充孕期营养需要。早餐的热能占全天总热能的30%，要吃得好；午餐的热能占全天总热能的40%，要吃得饱；晚餐的热能占全天总热能的30%，要吃得少。

胡萝卜苹果奶：补充维生素D及钙、磷

【原料】胡萝卜80克，苹果100克，熟蛋黄1/2个，牛奶80毫升，蜂蜜适量。

【制作】苹果去皮、核，胡萝卜洗净，连同余下的原料一起放入电动粉碎机内，搅打均匀即可。

【功效】胡萝卜和蛋黄含有丰富的维生素A、维生素D，以及钙、磷等微量元素，这些对促进生长发育、维持肌肉和骨骼的正常功能都大有帮助。

香肠炒油菜：调补维生素，防病强身

【原料】香肠50克，油菜200克，植物油、精盐、酱油、姜末、葱花各适量。

【制作】将香肠切成薄片；将油菜洗净切成短段，梗、叶分置；锅置火上，放植物油烧热，下姜末、葱花煸炒，然后放油菜梗炒，再下油菜叶炒至略熟，倒入切好的香肠，并加入酱油、精盐，用大火快炒几下即可。

【功效】此菜富含钙、铁、维生素C，还富含维生素B_1、维生素B_2、胡萝卜素及蛋白质、脂肪、磷等，孕妇常食能防病强身。

赤豆姜汤：有助于缓解妊娠水肿

【原料】熟赤豆120克，姜60克，汤圆80克，白糖适量。

【制作】姜洗净，以刀背拍碎，加水熬煮约20分钟，去渣取汁，加入白糖煮沸备用。锅中放水，煮沸后加汤圆煮熟，捞出，泡入凉开水中，待凉后取出。再将汤圆、赤豆、姜汁混合在一起即可。

【功效】本品生津液、利小便、除肿、止吐，尤其有益于缓解孕中期的妊娠水肿。

把住嘴：忌食腌菜

腌菜含盐量较多，还含有大量防腐剂和二甲基亚硝酸盐，在人体中可能转化为致癌性较高的二甲基亚硝胺，对身体危害极大，而且孕期食用过咸的食物，容易引起妊娠高血压。因此，准妈妈最好忌食腌菜。

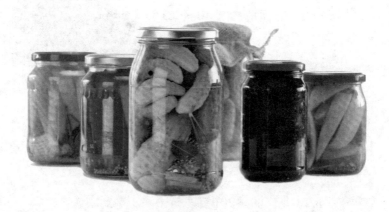

●做对胎教

音乐胎教：常听轻音乐名曲

- 德沃夏克的e小调第九交响曲《新大陆交响曲》第二乐章——可抚平焦躁的心情。

- 约纳森的《杜鹃圆舞曲》——特别适合在早晨睡醒后倾听。

- 罗伯特·舒曼的《梦幻曲》——感受清新与自然。

- 约翰·施特劳斯的《维也纳森林的故事》——感受春天早晨的气息。

- 贝多芬的F大调第六交响曲《田园》——在细腻的乐曲中享受宁静。

- 勃拉姆斯的《摇篮曲》——准妈妈怀着无尽的爱，在乐曲声中与小宝宝说说话。

- 维瓦尔第的小提琴协奏曲《四季·春》——体验春意盎然的感觉。

准妈妈从中选出温柔舒缓的曲子，把一个袖珍耳筒式录音机固定在准妈妈腹部旁边。在确定胎儿醒着的时候，打开安放在腹部旁边的录音机，而且，音量应该适当，绝不能过高，因为胎儿怕噪声。每天听2～3次，每次不可超过4～5分钟，超过这个时间，胎儿就会不耐烦。

语言胎教：对胎儿讲英语

实践证明，胎儿也有"学习"能力。准妈妈用眼看到的东西，胎儿用脑"看"也能感受到。只是胎儿这时候的学习不同于出生后的学习，它只是父母通过语言对孩子一种潜移默化的影响而已。胎教专家认为："在胎儿期接受了英语启蒙教育的孩子，在学校学习英语只不过是一次简单的饭后散步，轻而易举。"因此准妈妈应常对胎儿讲一些很简单的英语，例如："This is Mommy." "It's a nice day." "Let's go to the park." "That is a cat." 将自己看见、听见的事情，以简单的英语对胎儿说。如果已经知道胎儿的性别，或者已经替即将出生的宝宝取好了名字的话，就要常常呼唤胎儿的名字进行对话。

例如："Lisa, I am your Mommy and I love you so much!" "Johnny, you are my lovely baby and I will try to give anything that you like."

运动胎教：做束角式瑜伽

 适合初级练习者，孕初期、孕中期也可练习，不适合孕晚期。

 坐姿，双腿弯曲，双脚靠近大腿根，膝盖下沉，挺直脊柱，双眼注视前方或内视鼻尖，保持稳定呼吸。呼气时身体向前弯曲，尽量放低到靠近地面，自然呼吸状态下保持30~60秒，还原身体，放松双腿。重复2~3遍。

 供给骨盆、腹部、背部足够的新鲜血液，使肾脏、膀胱保持健康，促进卵巢功能正常。每天多做几遍，既能预防静脉曲张，又有助于将来的分娩。

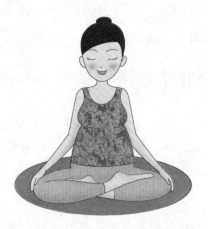

Part18　第18周：全身的骨骼开始长硬

进入孕18周，胎儿开始频繁地胎动了。胎儿原来偏向两侧的眼睛开始向前集中。胎儿的骨骼差不多已成为类似橡胶的软骨，并开始逐步硬化。伴随着宝宝的成长，准妈妈在生活中又要注意些什么呢？

●保健细节

乳房保养，适当按摩促进乳腺发育

怀孕中期，准妈妈体重已经增加5~6千克。不仅腹部明显突起，胸部也会明显变大，外表一窥便知，原来的胸罩已经不太适合，应该开始穿戴较大的孕妇专用内衣。另外，此时期乳房内可能开始生成乳汁，通过乳头会分泌少量白色乳汁。再者，孕妇可以自行评估，在20~24周之间，开始为产后哺乳做准备，例如乳头护理及乳房按摩，按摩以促进血液循环和乳腺发育为目的，频率和力度适中即可。

如何缓解孕期疼痛的烦恼

头、背、腹、髋、骨盆、手、腿，怀孕可能会让你的身体出现一些不适，甚至是疼痛。准妈妈身体疼痛早预防是关键。在咨询医生的同时，你还可以自助减轻疼痛，还自己一个愉快、舒适的孕期。那么面对各种疼痛你应该如何解决呢？

❀ 孕期头痛

头痛一旦开始，往往很难一下子就找到原因。准妈妈在诊疗前必须详细采集病史，做全面的检查以及有针对性的辅助检查，才能配合医生做出正确的诊断和治疗。

✿ 孕期腹痛

尽管孕期腹痛可能无关大碍，但也可能预示着有严重的问题出现。对于剧烈或持续的孕期腹痛，你千万不要掉以轻心！

✿ 孕期腰痛

如果你腰痛是比较轻微的，可以在家做居家按摩操。这可是准爸爸大献殷勤的绝好时机，赶快学几招专业、地道的按摩技巧，为爱妻每天定时做甜蜜按摩。另外，也可以做局部热敷，用热毛巾、纱布和热水袋都可以，每天热敷30分钟，也可减轻疼痛感觉。

✿ 孕期肋骨痛

这是由于子宫膨大将肋骨上推导致的。其实只需将双臂向头上伸展即可缓解肋骨痛。

别贪凉，准妈妈使用空调须知

夏季到了，准妈妈会感觉到闷热难熬，可能有些准妈妈喜欢待在空调房里，而准妈妈使用空调要注意以下问题。

● 及时清洗空调风页、滤尘网等死角，防细菌和病毒，特别是长时间不开机的更要清洁。

● 避免过凉导致感冒，将空调的温度定在23～28℃，室内感觉微凉就可以了。切忌温度太低和室内外温差太大。

● 准妈妈使用空调，要经常开窗换气，以确保室内外空气的对流交换。一般开机1～3小时后关机，然后打开窗户将室内空气排出，使室外新鲜空气进入。

● 准妈妈皮肤的毛孔比较疏松，容易受风，在空调房里，准妈妈要避免直吹到空调的冷风。

● 关空调后不要马上走出空调房，等室温稍微回升，身体相对适应再走出房间。

● 从空调房到室外，可以捏着鼻子走出去（屏住呼吸大概5秒钟），让皮肤先适应室外的温度，这样可以减少感冒的概率。

● 晚间使用空调时最好穿一件薄的棉长袖上衣。

●营养保健

煮夫当家：补充营养，多饮水、多喝牛奶

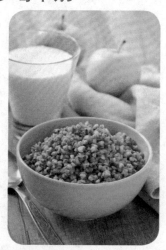

准妈妈应该多吃全麦制品、蔬菜、水果、奶、豆制品、瘦肉、干果。同时需要每天喝1000~1500毫升水，也可以喝牛奶。牛奶中含有丰富的矿物质和蛋白质，对母胎都非常适宜。如果你体胖，可喝脱脂奶。如果喝奶后出现腹胀、腹痛、腹泻等症状，可喝酸奶或脱脂酸奶。酸奶对肠道中的有害生物的繁殖起抑制作用，对孕妇比较适宜。

鲜虾炒海带：铁含量高的孕妇食谱

【原料】海带50克，虾仁30克，葱花、姜丝、蒜、酱油、醋、精盐、白糖、香油、植物油各适量。

【制作】蒜切成片，与姜丝用植物油爆香；加入海带、虾仁和酱油、醋、水、精盐、白糖等调味料炒熟；起锅后滴香油，撒上葱花即可。

【功效】女性由于生理原因，往往容易患缺铁性贫血，鲜虾炒海带是铁含量高的孕妇食谱。

鱼香鸽蛋：及时补充孕中期营养所需

【原料】鸽蛋12枚，葱白、泡姜、泡辣椒、豆瓣、酱油、花生油、白糖、高汤、精盐、味精、冰糖、醋、淀粉各适量。

【制作】葱白、泡姜、泡辣椒切细丝，豆瓣剁细；酱油、精盐、味精、白糖、醋用淀粉勾芡待用；鸽蛋煮熟后，去壳，逐个在干淀粉中滚过，在热花

生油锅中炸至蛋呈金黄色,捞出盛盘。炒锅留底油,小火化开冰糖后,放入葱、姜、辣椒丝,大火炒出香味,加入适量高汤烧沸后,加入芡汁,汁浓时趁热淋于鸽蛋上即可。

【功效】此品补肾益气,含有优质蛋白、脂肪、钙、磷、铁等营养素,能够及时补充孕中期准妈妈的营养所需。

果蔬色拉:开胃健脾,全面补充营养

【原料】土豆、橙子各1个,玉米粒2汤匙,苹果半个,香蕉、罐装酸黄瓜、胡萝卜各1根,青豆、洋葱、色拉酱、胡椒粉、精盐各适量。

【制作】土豆削皮洗净,切丁煮熟;玉米粒和青豆煮熟;苹果削皮切丁;胡萝卜切丁;香蕉切小块;洋葱切小片;橙子和酸黄瓜切片。将备好的主料和胡椒粉、精盐、色拉酱拌匀即可(也可用酸奶代替色拉酱)。

【功效】本品具有开胃健脾的功效,营养成分也比较全面。

把住嘴:不要滥用药膳进补

怀孕后,一些准妈妈认为该多吃些补品,于是买来人参、当归、党参等大补之品炖汤食用。虽说这是药膳,但食用过多,会增加准妈妈肝肾负担,同时使人体气盛阴虚,胎儿不能正常发育。因此,孕期切忌滥用补药。

◉做对胎教

游戏胎教：教胎儿做游戏

这个阶段，准妈妈可以很明显地感受到胎动。专家建议，准爸爸准妈妈可以对胎儿进行游戏胎教了。

教胎儿做游戏？这不是天方夜谭吗？说起来，胎儿真的会做游戏。有关专家通过超声波的荧屏观察得到证实：胎儿也会在早晨醒来伸一个懒腰，打一个哈欠，又调皮地用脚蹬一下妈妈的腹部，这种游戏会使他感到很满意。一个偶然的机会，使胎儿的手碰到了漂浮在旁边的脐带，使得脐带也成了他的游戏对象，他不时地抓过来玩弄几下，有时还抓住脐带将它送到嘴边，这个动作会使他产生满足感。从胎儿的这些动作，再结合大脑的发育情况分析，科学家们认为，胎儿完全有能力在准爸爸准妈妈的训练下进行游戏活动。

准爸爸准妈妈对胎儿进行游戏胎教的具体方法是：轻轻推动胎儿，使胎儿在母腹中"散步"、"踢腿"、"荡秋千"。当胎儿踢准妈妈的腹部时，准妈妈可轻轻拍打被胎儿踢的部位，然后等待胎儿第二次踢腹部。一般在1～2分钟后，胎儿就会再次踢准妈妈的腹部，这时感受到胎儿的踢后准妈妈再轻拍几下，然后停下来。在拍打时，准妈妈可不时换部位，胎儿就会向准妈妈改变的部位踢去。每次踢10分钟左右，每天1～2次，注意拍打的位置不要离胎儿踢的位置较远。

语言胎教：轻声与胎儿"说话"

准妈妈可以给宝宝讲每天喜闻乐见的事，声音要亲切、柔和、明朗。如果已经给胎儿起了一个名字，那么，准妈妈可随时随地呼唤他，与胎儿说一些日常用语。如"早上好，浩浩"、"晚安，浩浩"，看到丈夫下班，要对腹中的宝宝说："浩浩，爸爸下班回来了。"如果胎动激烈，准妈妈感到不舒服时，就可以一边用手轻轻抚摸腹部，一边说："乖浩浩，你别太用劲了，都把妈妈踢痛了，好吗？"经常这样跟宝宝说话，宝宝出生后，再听到爸爸妈妈的呼唤时就会感到熟悉和亲切，在新环境中不会感到紧张和不安，从而从心理上尽快适应新环境，而且还可以促进语言的发展。

运动胎教：适当做些水中运动

水中运动，包括游泳、水中健身操等，对准妈妈来说极为有益。在水中进行有氧运动的时候，水的浮力可以帮助准妈妈支撑比怀孕前多出的10~13千克体重，水的阻力还可以减少逐渐松弛的关节的损伤机会，能够有效减轻准妈妈的身体负担。

此外，水的传导能力比空气好，在水中运动可以很好地改善准妈妈的呼吸，改善准妈妈由于怀孕带来的诸多不适。准妈妈也不必担心在水中运动而导致体温过高的问题。所以，充满乐趣的水中运动是准妈妈孕期不错的选择。

Part19　第19周：胎儿肾脏已经能够制造尿液

恭喜准妈妈顺利地进入孕19周，这一周准妈妈一定松了一口气，因为告别孕早期的种种不适，度过了流产的高发期。胎儿此时开始能够吞咽羊水，肾脏已经能够制造尿液。准妈妈在感受胎儿种种变化的愉快中，还应小心呵护你的胎儿。

● 保健细节

劳逸结合孕育健康宝宝

准妈妈的使命是要孕育健康的小生命，而不少准妈妈却劳而不逸或逸而不劳，以致自己的身体得不到调养，同时肚子里的小生命也不能很好地生长发育。

专家指出，胎儿在腹中，只有母体"劳作"，才能"气血运行，形质充实"，"多易生产"。有些准妈妈过于安逸，以致"气滞而胎不转动"，造成难产。但是，准妈妈也不能像一般人那样劳动，劳动过量了，对准妈妈和胎儿也

做一些力所能及的家务活

不利。准妈妈可以适当做一些家务，时间不宜过长，以免耗伤气血，扰动胎气。

三个妙招巧对职场应酬

妙招1　准妈妈在应酬时，利用各种机会，多选择适合孕期食用的菜品，为自己的营养加分。准妈妈应牢记哪些食物适合孕妇食用，哪些食物和饮料是孕妇绝对不能碰的。

妙招2　准妈妈不能离开水。宴席上别人敬你酒，你可以用水代酒。如遇上恶劣的环境，如拥挤、嘈杂等，水也能很好地舒缓身心，绝对是准妈妈的好帮手。

妙招3　高声说"不"。作为一个准妈妈，当遇到烟酒逼迫的环境或不健康的食物，一定要大声说"不"，勇敢地拒绝这种伤害。一般情况下，有礼貌的男士会尊重女士特别是怀孕女士。因此，准妈妈不妨高举怀孕"大旗"，理直气壮地说："我不能喝酒，因为我怀孕了。""请你不要吸烟，对宝宝有害。"

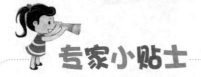

专家小贴士

当准妈妈遇到烟酒逼迫的环境，可以提前退场，因为保证胎儿的健康是准妈妈首要的责任。

帮助妻子缓解不适

腹壁紧绷等不适会使准妈妈情绪烦躁，准爸爸可在晚间为妻子轻抚腹部，一方面是与尚未谋面的宝宝交流，另一方面又减轻了妻子的不适，使妻子依赖心理得到满足，焦虑情绪得到改善。

●营养保健

煮夫当家：增加维生素摄入，适量补充脂肪

孕中期，准妈妈对叶酸、维生素B$_{17}$、维生素B$_6$和其他B族维生素，以及维生素C的需要量增加，所以应增加这些维生素的摄入。宜选米、面并搭配杂粮食用，以保证摄入足够营养。脂质是脑及神经系统的主要成分。此时准妈妈应适度补充脂肪，吃一些鱼肉及核桃、腰果等，有利于胎儿大脑的发育。

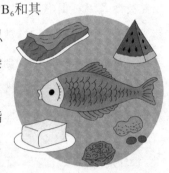

丝瓜粥：清热凉血，补充维生素A

【原料】丝瓜100克，粳米20克，虾米5克，姜末、葱花各适量。

【制作】将丝瓜洗净切块备用；粳米洗好备用；锅内加水，上火烧沸；倒入洗好的粳米煮粥，快熟的时候加入丝瓜块、虾米、葱花、姜末，烧沸入味即可。

【功效】丝瓜清热凉血，所含蛋白质、钙、磷和维生素A、维生素C比较高，对孕中期准妈妈的补益效果明显。

雪菜豆腐汤：药食兼备的补虚品

【原料】豆腐200克，雪菜100克，植物油、精盐、葱花、味精各适量。

【制作】豆腐下沸水中稍焯后，切成1厘米见方的小丁；雪菜洗净切丁；坐锅点火，放植物油，待油热，放入葱花煸炒，炒出香味后放适量水，待水沸后放入雪菜、豆腐丁，改小火炖10分钟，加入精盐、味精食用即可。

【功效】豆腐作为药食兼备的食物，具有益气、补虚的功效，雪菜热量低，营养丰富，具有香气和鲜味，是准妈妈喜爱的食物。

宫保鸡丁：健体养胎，富含益智维生素

【原料】核桃仁、鸡脯肉各100克，葱、姜、蒜、干辣椒、花椒、花生油、酱油、醋、精盐、白糖、料酒、味精、淀粉各适量。

【制作】鸡脯肉切成丁，放入碗中，用少许精盐、料酒、淀粉调匀码味；葱切成末，姜、蒜切片，干辣椒切段；另用料酒、白糖、味精、酱油、淀粉兑芡汁备用。锅内放花生油烧热后，放花椒炒到快焦时捞出；放干辣椒炒成紫黑色时，放入鸡丁，炒散。加入姜、葱、蒜炒出香味后，倒入芡汁，再加几滴醋；最后加入核桃仁，翻炒均匀即可。

【功效】鸡肉与核桃仁都含有丰富的不饱和脂肪酸，且都含有胎儿智力发育所需的多种维生素，非常适合准妈妈食用。

把住嘴：别把水果罐头当水果吃

常见许多准妈妈抱着水果罐头吃，尤其是逢水果淡季，有些准妈妈就以水果罐头代替水果而大量食用。殊不知，这样对自己和胎儿都是有害的。因为，为了延长水果的保存期，罐头都加入了防腐剂，有的还添加了人工合成色素、香精、甜味剂等，这些物质对准妈妈和胎儿的危害是很大的。所以，孕妇应避免食用罐头水果。

不仅是水果罐头，而且像鱼类罐头，或其他肉类罐头也不可以吃。尤其是金枪鱼罐头汞含量极高，如果准妈妈食用，除了会影响胎儿智力发育，还可能产下畸胎。

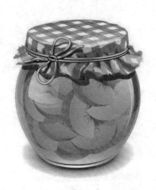
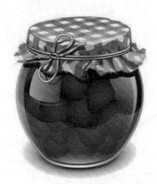

●做对胎教

怡情胎教：欣赏美丽动人的浮云

进入孕5月，准妈妈在体力、情感和心理状态方面开始经历一个异常脆弱的时期。胎儿越发变得珍贵，有些准妈妈开始担心各方面的危险会给胎儿带来伤害，害怕身体变化使自己保护胎儿的能力减弱，处处显得小心翼翼，惊慌不安，这种复杂的心理活动常常扰乱情绪。这时不妨多抬头仰望天空的浮云，同时用美妙的语言讲给胎儿听："宝宝，你看，天空中的浮云多么变化多端、美丽动人啊！这朵像巍峨的大山，那片像密集的树林；近处的这朵像威风凛凛的老虎，天边的那朵像温驯可爱的小花猫。咦，那聚集在一起的大块云朵就像一只正要下海的大海龟，它的前脚已经伸进水里，后脚还留在海滩上，短短的尾巴微微地上翘，融入茫茫云海中。云彩摇身一变，变成了一只老鹰，在湛蓝而又无边无际的天空翱翔，飞着飞着消失在天边。" 准妈妈将眼前的胜景不断地在大脑中汇集、组合，贯穿着自己的联想传递给胎儿，让他一起分享母亲的感受，不失为一种最温暖的胎教。

音乐胎教：倾听《和兰花在一起》

《和兰花在一起》的英文为With An Orchid，是由美籍希腊裔演奏家、作曲家雅尼创作的经典作品之一。在这首令人沉醉的曲子中，依稀可见一个兰花般清凉而寂寞的世界，仿佛超越了尘土与狂躁，还给世界一派清明和空灵，能够使准妈妈达到宁静以致远的境界。

在这没有包藏世俗的小家碧玉情怀，也没有小情

119

小调的忧伤与做作的纯音乐声中，准妈妈不妨开始想象：自己处于一个自由自在的环境中，音乐如温热的水流自头顶向下流动，心中一片纯净，身心无比放松。准妈妈听音乐还能尽早开发胎儿的音乐潜能，对其性格培养也有重要作用。

语言胎教：经常与胎儿说说话

说话的话题可以是从日常琐事开始，也可以针对某件事情，和胎儿沟通与交流思想感情。如：可以整理一下相册，回想那些值得回忆的经历，并通过照片将故事说给腹中的胎儿听，甚至可以把你怀孕后的点点滴滴拍摄下来，将当时拍摄的细节讲给胎儿听。这种愉悦的回忆，通过准妈妈富有感情的声调传送给胎儿，对胎儿乐观向上的性格的形成是非常有帮助的。

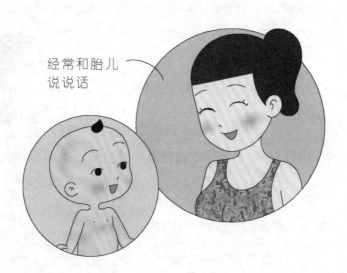

经常和胎儿说说话

第20周：胎儿对光线有感应

这一周是胎儿的感觉器官进入成长的关键时期，大脑开始划分专门的区域——嗅觉、味觉、听觉、视觉以及触觉。

● 保健细节

妊娠瘙痒症不容忽视

妊娠瘙痒是因为胆汁不能正常地排出体外，而是淤积在身体某些部位。淤积在末梢血管的胆汁刺激神经末梢，因此引起瘙痒感。

妊娠瘙痒症并非仅仅引起皮肤发痒，它对胎儿有严重的潜在危险。胆汁淤积在胎盘，使胎盘的绒毛间隙变窄，胎盘血流量减少，准妈妈与胎儿之间的物质交换和氧的供应受到影响，引发早产、胎儿宫内发育迟缓、胎儿窘迫甚至胎儿死亡。

准妈妈孕期出现皮肤瘙痒时，如果瘙痒持续3天以上，那么在没有治疗的情况下，妊娠期瘙痒症通常将持续到分娩。所以，当瘙痒持续3天仍没有消失时，必须去医院检查确诊。

准妈妈水肿的防治

水肿现象在孕期中相当普遍，脚掌、脚踝、小腿是最常出现水肿的部位，有时候甚至面部也会出现轻微的肿胀。防治肿胀，以下几点需要注意：

- 坐着工作时，在脚下垫个矮凳。
- 躺着时，尽量平躺或左侧卧。
- 要常常伸展腿部，动动脚跟、

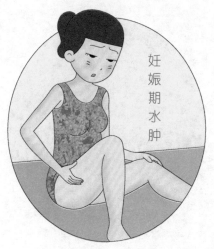

妊娠期水肿

脚趾、旋转脚踝关节，以伸展小腿肌肉。

● 不要长时间坐或站，常常走一走、动一动，以增加下肢血流动。

● 穿着让胀大的脚感到舒适的鞋子，不要穿会压迫到脚踝及小腿的附有松紧带的袜子。

● 如果想穿可预防水肿的弹性袜时，应选择高腰式，并在早晨醒来离开床之前先穿好。

● 避免食用高盐、加工、腌渍或罐头食物。

● 站在深及腋窝的水中45分钟，其作用是利用水平静压力促使细胞外液进入静脉血流系统，这样能使得排尿增加，水肿就会减轻。

发质发生变化，如何护理

孕期体内雌激素增多，使头发的生长期延长，脱落速度延缓，这时候的头发很多都是超期服役的长寿者。准妈妈将发现自己的头发逐渐增多，且变得浓密亮泽，这就更需要好好护理，最好能在每天早晚用梳子或者手指按摩一下头皮。梳子以桃木梳或者牛角梳为好，每天早上从前向后梳几十下，按摩头皮，加速头皮血液流动；或者晚上把手指弯成手指梳，从耳上向头顶、从头顶向耳上分别梳几十下，刺激头皮，改善发质。

●营养保健

煮夫当家：开始服用鱼油类DHA制品

准妈妈可以从怀孕第20周开始服用鱼油类DHA制品。因为这个时期是胎儿大脑中枢的神经元分裂和成熟最快的时期，也是对DHA需要量最多的时期。鱼油类DHA制品中，DHA是以脂肪形式存在的，食后在十二指肠内要靠胆汁帮助才会被吸收。一般在吃了含蛋白质和脂肪多的食物后，才会通过胃肠黏膜上的神经反射引起胆汁分泌。

香菇炒花椰菜：益气补虚，促进维生素D吸收

【原料】香菇15克，花椰菜250克，葱段、生姜、精盐、鸡精、鸡汤、湿淀粉、鸡油、植物油各适量。

【制作】花椰菜洗净，切小朵，焯水；香菇泡发，去蒂洗净；锅上火放植物油烧热，下葱段、生姜煸出香味捞起，放入香菇、花椰菜过油，加鸡汤、精盐、鸡精烧沸，转小火煨入味，湿淀粉勾芡，淋入鸡油装盘即可。

【功效】本品有益气、补虚、健胃的作用。香菇与花椰菜同烹，能使香菇中的麦角固醇转化为维生素D，对胎儿发育甚为重要，适宜孕妇食用。

山楂粥：促进消化，降低血压

【原料】粳米100克，山楂40克，黑枣8枚，冰糖适量。

【制作】将粳米洗净沥干，山楂、黑枣冲洗干净。在锅中加适量水煮沸，放入山楂、黑枣，粳米煮至滚开时稍微搅拌，改中小火熬煮30分钟，加入冰糖融化即可食用。

【功效】食用山楂可增加胃中的消化酶，促进消化，还可以帮助降低血压及胆固醇。

莲藕煲排骨：富含钙，有利胎儿骨骼生长

【原料】莲藕200克，猪排骨400克，花生50克，红枣10枚，生姜、葱段、料酒、精盐、味精、奶汤各适量。

【制作】猪排骨剁成块，加生姜、葱段氽水；莲藕洗净，切成块；花生泡发；红枣洗净，去核。砂锅上火，放入排骨、莲藕、花生、红枣和奶汤，大火烧沸，加料酒，转小火煲2小时，加精盐、味精即可。

【功效】本品富含钙，对胎儿骨骼生长有很重要的作用，又具健脾补气之功效，适宜孕妇常食。

把住嘴：不食辛辣及含咖啡因的食物

准妈妈平时的不良饮食习惯都要改变。首先要忌辛辣食物，如辣椒、小茴香、八角、桂皮、五香粉等，这些食物易消耗肠道水分而使胃肠分泌减少，造成胃痛、便秘。其次，要忌含咖啡因的饮料和食品，如咖啡、咖啡糖、茶。由于茶叶中的单宁酸会降低人体对铁的正常吸收，易造成缺铁性贫血，所以准妈妈一天的饮用量最好别超过500毫升。

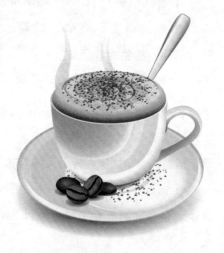

习惯每日一杯咖啡的准妈妈，最好选择无咖啡因的饮料，建议以新鲜果汁、牛奶取代咖啡、浓茶，让身体健康无负担。

●做对胎教

音乐胎教：听听班得瑞的《童年》

如果准妈妈试过在宁静的夜里沉思，那么你该会认可，其实夜晚的寂静是由一种如泡沫般细腻、如薄纱般绵密的声响所编织成的。它随着空气存在，无色无味，比醇酒更迷人，比鲜花更芳香——这就是班得瑞的《童年》，他的声音来自自然而又营造自然。

整首曲子以管弦乐为主，配以钢琴的低吟，诠释出带有浪潮起伏的野味的夜色，竖琴如浪花般拍打海岸，配合巴松管，强调律动的根音，悠扬的木管与弦乐活像一阵清风，吹拂过海岸边沉静不动的防风林。副歌中穿插一段拟人和声，是整首曲子接在主题后经营出来的高潮，刚巧呼应着全程串场风铃声，两者在编曲中分工架起迷雾般的帷幕，使人回溯到孩提时那年幼无知，却也无忧无虑的时光。

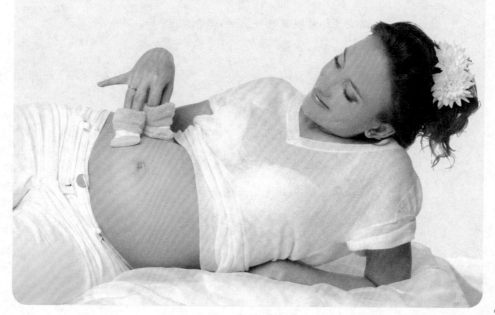

语言胎教：朗诵诗歌《亲爱的》

优美的语言像花朵一样美丽，它不但承载着浓浓的爱意，唤起孩子对外界的好奇，刺激胎儿的大脑和生长发育，而且可使准妈妈自身得到调节，进入愉快和宁静的状态。

下面这首《亲爱的》，送给天下所有的幸福妈妈：

亲爱的

你说这世上我是你的唯一

你说在你的生命中只有我最疼你

你温柔的眼总舍不得我每分每秒的分离

而我也无时无刻不眷恋你

娇艳满眼的春日里

我带你去田野嬉戏

你一路疯跑跳跃欢叫，惊醒了路边的小溪

你热烈地亲吻她，小溪害羞地把头低

眼前的野花一丛丛一簇簇，令我们痴迷

你咬住那最艳丽的一朵送入我怀里

我抚摸着你的头

用最最温暖的双手拥抱你

夏日的风习习

我牵引你到公园的草地里小憩

那里处处充满绿意、充满生机

你轻躺在融草上将双眼眯

大大的灿阳朗照着你毛茸茸的身躯

我就是那样静静地看着你

直到你安然甜蜜地睡去

硕果盈累的秋日

果园里留下我们的足迹

我翘首想够到那白白的鸭梨

却只能望梨兴叹，都因了那弱小的身体

聪明的，你一定明白了我的心意

只听噜的一声，你已经腾空跃起

那只白白的鸭梨霎时间已到了我手里

情不自禁地我的脸上滚淌着泪滴

转眼已经来到了冬季

苍茫的白雪覆盖着大地

因为怕你冷，我早早为你缝了一件厚厚的棉衣

穿上它，你竟如此光鲜靓丽

你轻舔我的手，表达你的满意

而我的心里也充满着欣喜

我对你说，不管你要去哪里，我都会带你去

我的嘴里没有No，只有可以

而每次独自留你在家里

我总是时时惦记

我小心翼翼地把你留在最安全的角落里

真的害怕失去你

在我的心里，有一部分空间已被你占据

你的冷暖，你的喜怒哀乐牵动着我的心绪

放心吧，亲爱的，我会好好珍惜你，好好爱你

艺术胎教：手指操——小蚂蚁搬大虫

本周，向准妈妈推荐一则手指操——小蚂蚁搬大虫。

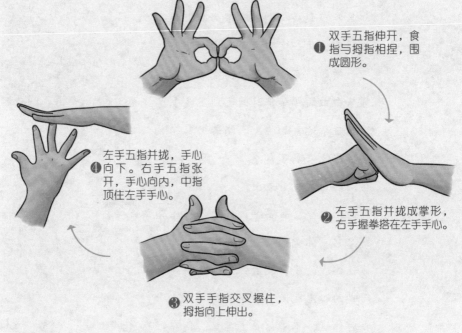

❶ 双手五指伸开，食指与拇指相捏，围成圆形。

❷ 左手五指并拢成掌形，右手握拳搭在左手手心。

❸ 双手手指交叉握住，拇指向上伸出。

❹ 左手五指并拢，手心向下。右手五指张开，手心向内，中指顶住左手手心。

在做以上动作的时候，准妈妈还要念下面的儿歌给胎儿听：

小蚂蚁搬大虫

一只蚂蚁爬出洞，看见一只大青虫。

推一推，摇一摇，大虫一动也不动。

小蚂蚁，跑回洞，叫来一群小伙伴，

大家扛起大青虫，高高兴兴抬回洞。

当准妈妈有规则地活动手指时，通过经络的传递，既开发了胎儿的左右脑，又刺激内脏，从而激发其细胞的活动。

第21周：胎儿听力达到一定水平

孕21周的胎儿听力达到一定的水平。从现在开始，可以与宝宝多讲话！也可以选择一些好听的故事讲给宝宝听，也许将来这些故事会是宝宝出生后最喜欢的。小小文学家不但要从小培养，而且要从腹中开始哦！

●保健细节

告别恼人的手脚冰凉

怀孕期间，准妈妈的心脏要为宝宝和母体两个人运作，供给两个人血液，若准妈妈本身气血不足或者体质虚寒，则会影响末梢血液的循环，因而导致手脚冰凉。

准妈妈平日可多摄取鸡肉、鱼汤、牛肉、豆浆（豆类）、樱桃、

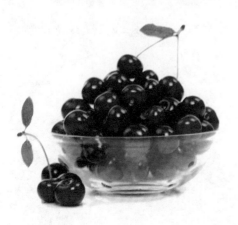

桑葚等，避免吃生冷的食物、冰品或喝冷饮。

此外，准妈妈平时注意运动。如散步、瑜伽、伸展体操等缓和或有规律的运动，皆能促进血液循环，从而改善手脚冰凉的情形。若是办公室族群的准妈妈，建议坐在办公桌前时，将双脚平举，做抬脚的动作，亦有助于下半身的血液循环。

准妈妈外用药物也须慎用

有关资料表明，妇女在妊娠期对外用药也应慎用，因为一些外用药能透过皮肤被吸收进血液，引起胎儿中毒，造成胎儿神经系统的损害。而生活中需慎用的外用药有：

●含激素类制剂。如复方康纳乐乳霜、皮康霜等，它们多用于治疗荨麻疹、湿疹及过敏性皮炎等。当准妈妈使用此类药物时，这些药物成分可以通过皮肤吸收而进入乳汁中，容易导致婴儿肾上腺皮质功能减退。

●杀癣净。其主要成分是克霉唑，临床上多用于治疗皮肤黏膜的真菌感染。在动物实验中发现，该药物对胚胎有毒性作用。

●阿昔洛韦软膏。其是一种具有抗病毒作用的外用药膏。这类药物不仅可以抑制病毒DNA（脱氧核糖核酸）的复制，而且对人体细胞也有抑制作用，故也影响人体DNA的复制。因此准妈妈也应当慎用这类药。

●维A酸冷霜（或软膏）。其常用于治疗白斑、痤疮、面部单纯糠疹等疾病。由于现在已有因使用维A酸致畸的报道，因此准妈妈最好不要用这些药。

●莫匹罗星软膏。其多用于治疗感染性皮肤病。专家认为，孕妇最好也不要用这种药。因为它含有的聚乙二醇会被人体吸收，在体内蓄积，容易引起机体的不良反应。

如厕别太久，下床别图快

到了孕中期，大腹便便的准妈妈会有很多不方便的地方，在日常生活中要注意的地方也多了。

❀ 上厕所

准妈妈上厕所如果蹲得太久，可能会影响宝宝在子宫里的自由活动，甚至会引起宝宝缺氧。小便的话，有了尿意就如厕，不要刻意憋尿。

❀ 下床

此时你的肚子开始大起来，下床会不方便。准妈妈应先把自己置于左侧位，接着让自己斜着下床，脚先下，等双脚着地后，就用胳膊把自己撑起来，坐在床上。然后，只要站起来就行了。

◉营养保健

煮夫当家：适量摄入膳食纤维、铁

❋ 补充膳食纤维

准妈妈宜多吃各种蔬菜和水果，保证每天吃500克左右蔬菜，1~2个水果。此外，还要吃一些富含膳食纤维的五谷杂粮。这样可以保证摄取足够的膳食纤维，以避免发生便秘的现象，同时也能补充多种维生素，平衡营养。

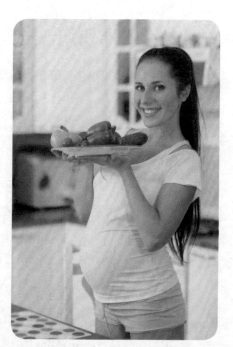

❋ 补充铁

缺铁性贫血多在妊娠中后期出现，准妈妈宜多吃动物内脏、动物血、鸡蛋黄、黑芝麻、瘦肉、红枣、海带等含铁量较高的食物，以预防和改善贫血症状。饮食中维生素C的供给，有利于植物性食物中铁的消化吸收。

莱菔子粥：行气化痰，调治水肿性肥胖

【原料】莱菔子15克，粳米60克，冰糖适量。

【制作】将莱菔子洗净，粳米洗净备用。坐锅点火，锅内放入清水，加入粳米、莱菔子，用大火煮至粳米开裂，再用小火煮至黏稠。出锅盛入碗内，加入冰糖调好口味即可。

【功效】莱菔子具有抗菌防病、行气化痰的功效，粳米能够健脾益气。两者同煮为粥，不腻且不胀气，对水肿性肥胖有疗效。

蜂蜜水果粥：有效改善准妈妈食欲不振

【原料】苹果2个，梨1个，粳米100克，枸杞子5克，蜂蜜适量。

【制作】将粳米洗干净熬成粥，将枸杞子洗干净，苹果、梨去皮切成小丁，再将枸杞子、水果丁一起加入粥内，煮沸后，稍稍冷却食用即可。

【功效】此粥口味清新，具有清心润肺、消食养胃的作用，能够有效改善准妈妈食欲不振状况。

木瓜炖鱼：准妈妈滋补美胸的佳品

【原料】青木瓜半个，鲢鱼1尾，精盐适量。

【制作】鲢鱼洗净备用；木瓜洗净，切块，再放入水中熬汤，先以大火煮滚，再转小火炖30分钟；将鱼切块放入锅中，鱼、木瓜一起煮至熟，出锅前加精盐调味即可。

【功效】木瓜对胸部发育有很大的帮助，是准妈妈滋补美胸的佳品。鲢鱼不仅营养价值丰富，而且热量适中，非常适合此时的准妈妈食用。

把住嘴：忌吃煎炸、熏烤食物

油炸、油煎、熏烤的食物，如油条、炸鸡腿、烤羊肉串等，这类高温煎炸的食物在日常生活中并不少见。研究显示，铝超量对人的大脑极为不利。在油条的制作过程中，需加入一定量的明矾，而明矾正是一种含铝的无机物。炸油条时，每500克面粉就要用15克明矾，也就是说，如果准妈妈每天吃2根油条，就等于吃了3克明矾，这样天天积蓄起来，这些明矾中含的铝通过胎盘，侵入胎儿的大脑，会使其形成大脑障碍，增加痴呆儿的概率。

◉做对胎教

怡情胎教：适当养花种草

对于一个新生命来说，在家庭居室内摆上几盆花，既能美化环境、令人赏心悦目，又可改善空气质量，仿佛在家便能感受清新的自然，应该说是促进胎儿发育的重要胎教课。室内摆放花草会有如此多的好处，而以下几点问题仍然不容忽视：

● 花草一般在夜间吸入氧气，吐出二氧化碳，从而使得夜间居室空气中的氧气含量降低，对准妈妈和胎儿的健康不利，所以夜间卧室内不要摆放花草。不过也有例外，如芦荟类肉质茎植物夜间就可以放在卧室内，因为这类植物在夜间吸入二氧化碳并吐出氧气。

● 有些花草对人体特别是准妈妈和胎儿具有一定的刺激，会影响准妈妈和胎儿的健康，家中最好不要养植。如水仙、杜鹃、夜来香、马蹄莲、一品红、夹竹桃等。这些花草大多本身有毒性，易引起皮肤过敏或黏膜炎症，有的会排放出有害气体，使人头昏，甚至气喘、失眠等。

● 有些花草香气浓烈，会导致准妈妈食欲减退、精神不振，对准妈妈的健康不利。如米兰、茉莉、丁香、夜来香等。

文学胎教：给胎儿讲文学故事

优美的文学故事可以使胎儿的神经向着优化方向发展，有时甚至影响宝宝的一生。因此，给胎儿讲故事是一项不可缺少的胎教内容。

适合准妈妈讲给胎儿的故

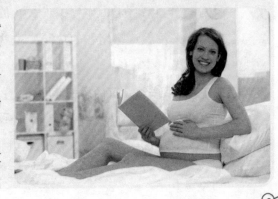

事，在选择上没有年龄的限制，在体裁上也可以丰富多样，不拘泥于任何一种形式，但总的来说，应当是能让心情安逸、陶冶情操、带来美好感受的读物。最好是可以激起母爱、唤起女性温柔情感的作品。而考虑到准妈妈的身体因素，这个时期阅读的书籍最好是散文、诗歌一类的，可以随读随放，长短由自己，不受太多的时间限制。如果准妈妈有足够的创造力，你还可以以周围常见的事物为题材，自编文学故事讲给胎儿听。

情绪胎教：每天做"心理体操"

怀孕后，许多准妈妈总会莫名其妙地存在一丝焦虑和担忧。那么，如何缓解这些压力呢？不妨每天做一套"心理体操"，不仅能放松准妈妈的心情，对胎宝宝的生长发育也大有益处。

第一节　与幽默亲密接触

准爸爸要有意识地收集一些笑话、好玩的有益的传闻，在闲暇时发挥一下自己的喜剧才华，让准妈妈经常笑口常开。

第二节　接受音乐的洗礼

准妈妈每天花20分钟静静地听一些自己喜欢的胎教音乐，同时想象音乐正如春风般拂过你的脸庞，你正沐浴在阳光里。

第三节　通过语言传递心声

准妈妈每天只要花几分钟的时间同宝宝说几句悄悄话，如"宝宝，我爱你"，"你知道吗？爸爸妈妈都爱你"等等，心情就会无比舒畅。

第四节　写心情日记

每天写一份心情日记，作为一份长久的纪念。将来的某一天，你也许会与宝宝一起来重温这些精彩的片断，这些珍贵的细节，将使你获得更多的快乐。

第五节　布置一个温馨的居住环境

准妈妈宜在居室内适当添一些婴儿用的物品，让那些可爱的小物件随时提醒自己：一个生命正在自己的体内孕育，自己一定要保持快乐的情绪。

怀孕第22周，胎儿已经看起来像一个"小人儿"了，胎儿的牙齿在这时也开始发育了，可主要还是恒牙的牙胚在发育。

● 保健细节

孕期牙龈出血，预防是关键

解决孕期牙龈出血，预防是关键。准妈妈需要保持良好的口腔卫生，并且定期进行预防性的牙齿护理。

● 换一个软毛质地的儿童牙刷。儿童牙刷的刷头较小，而软毛的质地可以减轻牙刷对牙龈的伤害，有效缓解牙龈出血的问题。

● 选择含有氟化物的牙膏，但每次使用不要超过1厘米，而且应慎用含氟量高或标示不明的含氟牙膏。

● 采用竖刷牙法，刷牙时要轻柔而彻底，不要用力过猛，太使劲会损害脆弱的牙龈，引起牙龈出血。

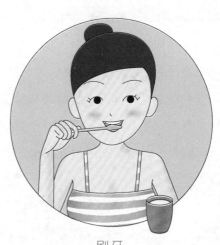

刷牙

● 尽量每顿饭后都刷牙，最好是在吃完或喝完东西20分钟内刷牙。

● 如果刷牙后有牙龈出血现象，可在温水中溶入一些海盐来漱口。

● 尽量少用牙签。孕妇的牙周组织本来就脆弱，用牙签容易对牙龈造成损伤，引起出血和牙齿周围组织的疾病。

● 定期接受牙齿护理。牙科医生

能够清除牙刷刷不到的菌斑和牙垢。

后腰与腿部疼痛的应对

后腰与腿部疼痛也叫"坐骨神经痛"，这是因为在孕期的中后期，胎儿重量逐渐增加，如果胎儿的头正好压在妈妈的坐骨神经上，准妈妈就会有疼痛、麻木的感觉。

● 在孕期可以用热毛巾、热水袋局部敷30分钟，可减轻疼痛。

● 穿质地软的平底鞋有助于防止准妈妈行走时对脊柱的震动。

● 注意你的体态，尽量保持背部略呈弓形。坐下时，背后放一个靠垫来支撑脊柱，或是把毛巾卷起来塞在背后。

● 不要提举重物。如果必须要提东西，一定要先屈膝，背部则要保持挺直。

● 不要硬挺。如果某个动作让你觉得疼痛，要立即停止。

● 睡觉时用枕头和靠垫帮助支撑你的大肚子。

孕中期可适当进行性生活

孕中期，早孕反应过去了，胎盘已经比较牢固，妊娠进入稳定期，准妈妈的心情开始变得舒畅。由于激素的作用，准妈妈的性欲有所提高。加上胎盘和羊水的屏障作用，可缓冲外界的刺激，使胎儿得到有效的保护。因此，孕中期可适度地进行性生活，也有益于夫妻恩爱和胎儿的健康发育。

孕中期过性生活相对较安全，但也要非常小心，并应节制次数。正常情况下以每周1次为宜，并且应该选择不压迫胎儿的姿势，同时使用避孕套，以免精液中的前列腺素刺激子宫，引起强烈收缩。

●营养保健

煮夫当家：饮食重质不重量

通常孕中期准妈妈的食欲较好，但饮食上也不能过于放纵，尤其应注意从营养出发，在三餐的"质"上下功夫，保证各种营养素的平衡摄取，而不要因为有胃口就胡吃海喝。饮食中最好能注意以下几点：

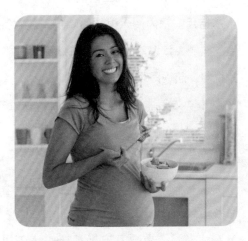

● 每日各种营养素的供给宜均衡，保持适当比例，既不可过多，也不宜过少。

● 吃饭时要细嚼慢咽，这样有利于营养物质的吸收，也能有效控制食量。

● 一次不宜吃得太饱，如果有饥饿感，可以采取少食多餐的方式，以保证饭后血糖不会飙升。

● 避免暴饮暴食，更没有必要为了胎儿多吃一份，而采取所谓的饭量"1+1"。

蒜泥海带丝：化痰散结，促进孕期代谢

【原料】水发海带300克，蒜泥、醋、酱油、精盐、香油各适量。

【制作】把泡发好的海带洗净，切成细丝，加清水煮透煮软后加蒜泥、醋、酱油、精盐、香油拌匀即可。

【功效】海带含有丰富的植物蛋白和钙、铁、碘、胡萝卜素等营养成分，其中所含的海藻胶具有化痰散结的作用，对全身的新陈代谢会起到促进作用。

猪肝菠菜汤：富含铁，改善孕期贫血

【原料】猪肝250克，菠菜150克，姜3片，鸡汤1碗，植物油、精盐、料酒、浓缩鸡汁各适量。

【制作】猪肝洗净沥干水，用刀切成薄片；菠菜去除根部，洗净后从中间切半；姜去皮切成丝。将猪肝片放入滚水氽烫10秒钟，去除血水，捞起沥干水待用。锅内倒入植物油烧热，放入姜丝爆香，注入鸡汤和1碗清水，加入精盐、料酒、浓缩鸡汁搅匀大火煮沸，再放入菠菜拌匀以中火煮沸，最后倒入猪肝片搅匀，起锅即可。

【功效】本品可补铁，适宜缺铁性贫血的准妈妈食用。

黄豆芽猪血汤：润肺补血，防止贫血

【原料】黄豆芽、猪血各250克，蒜蓉、葱末、姜末、植物油、料酒、精盐各适量。

【制作】黄豆芽去根洗净；猪血切成小方块，用清水漂净。锅内加植物油烧热，爆香蒜蓉、葱末、姜末，下猪血并烹入料酒，加水煮沸，放入黄豆芽，煮2分钟，调味即可。

【功效】本品能润肺补血，适宜血虚头晕、缺铁性贫血的准妈妈食用。

把住嘴：忌吃不新鲜、霉变的食物

霉菌产生的霉菌素对人体危害很大，尤其是对于本身体质就较弱的准妈妈来说更甚。准妈妈妊娠期间食用霉变食物不仅易发生急性或慢性食物中毒，还可能危害胎儿的健康，造成流产、死胎或胎儿畸形等。因此，妊娠期间应讲究卫生，切忌吃霉变食物，如霉变的花生、玉米、红薯、柑橘等，多吃新鲜蔬菜水果、牛奶、鱼虾、豆制品等营养丰富的食物，保证孕期营养的全面安全摄入。

不新鲜的水果

毒变的食物

◉做对胎教

运动胎教：
购物也是一种锻炼

购物会使准妈妈的心胸开阔，感到放松，而且购物也可以是一种很好的锻炼。

✿出门前的热身运动

● 双脚分开至与肩相平，右手提着购物袋，左手轻轻按住右上臂，保持肘部不动，向上举起购物袋，再轻轻放下。

● 上举的时候呼气，放下的时候吸气。注意手腕不能弯曲，重复做2～3次。

● 结束以后再换左手，每天都可做。

✿购物途中的注意事项

不要行走过长时间，行走速度不宜过快，更不要穿高跟鞋。一次购物不宜多，最好不要超过5千克。如果携带的物品过重，最好把它等分为两袋，左右手各拿一袋。

✿购物回家后的运动

提着购物袋到了家里，用手臂靠着桌子稍微运动一下吧！

● 左手提着购物袋，右手放在桌子上。双脚前后张开，脸朝前方，保持肩与地板和墙壁相平行。

● 平肘朝着天花板的方向伸展，将购物袋轻轻向上举起。上举时呼气，慢慢往下放时吸气。注意双肩保持水平，身体不要移动。重复做2～3次。

● 结束后再换只手做。每天做都可以。

抚摩胎教：
随时随地爱抚胎儿

随着胎儿识别能力的提高，理解情绪的能力也在不断增强。因此，只要胎儿在动，准妈妈就可以用手轻轻地、充满爱意地抚摩腹部，让胎儿感受到你的关爱。

具体方法如下：可以在一个安静的场所，采取一种最舒服的姿势，每天花10分钟，不听音乐、不说话，集中精力用手的抚摸和胎儿进行独特的情感交流。从上而下，从左到右，反复抚摸。同时还可用一个手指反复轻压胎儿，或者用手指轻轻地推动胎儿，让胎儿在宫内"散散步、做做操"。每次5～10分钟，在固定的时间进行，这样胎儿才能心领神会地在此时做出反应。

在抚摸的时候应该注意胎儿的反应，如果胎儿对抚摸刺激不高兴，就会出现躁动或用力蹬踏，这个时候就应该停止抚摸。如果接受抚摸以后，出现平和的蠕动，则表示胎儿感到很舒服，很满意。这项工作也可以由准爸爸协助完

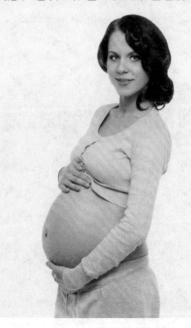

成，准妈妈躺在床上，准爸爸对胎儿的触摸，可以让胎儿充分感受到家的温暖。

语言胎教：
给胎儿讲述百科知识

准妈妈应用简单的单词，如苹果、香蕉，边读音边描述形状、颜色、味道，让胎儿开发智力，在大脑中留下印象。还可以通过写字或绘画来有意识地将具体的印象传递给胎儿。"a"就是阿姨的"阿"，"ba"就是爸爸的"爸"，试着用周围的人或物来举例说给胎儿听。

此外，还可以有选择性地挑一些有趣的话题通过感官和语言传递给胎儿。如将识字卡片中的蚂蚁、蟋蟀、知了、老虎、猴子等画片放在一起，边问边答："什么虫爬？（蚂蚁）什么虫跳？（蟋蟀）什么虫树上唱？（知了）什么虫草里叫？（蝈蝈儿）什么虫月月换外套？（蚕儿）谁把尾巴当棍子？（老虎）谁用尾巴做钩子？（猴子）谁把尾巴当凳子？（袋鼠）谁用尾巴做被子？（狐狸、松鼠）谁把尾巴当掸子？（牛、马）"

第23周：看起来是一个缩小的婴儿了

你现在怀孕23周了。你的胎儿真的像一个婴儿了！他的骨骼、肌肉已经长成，身材也很匀称。

◉保健细节

谨防妊娠中毒症

妊娠中毒症是指妊娠20周以后出现高血压、水肿及蛋白尿，严重时可出现抽搐与昏迷，也称妊娠高血压综合征，血压越高或在怀孕早期出现，风险也就越大。以高血压、蛋白尿等症状为主，严重者会发生子痫。其对母婴危害极大，可造成胎儿生长受限、胎儿窘迫、产后出血、合并心肾疾病等，甚至导致母婴死亡。因此，准妈妈如有轻度中毒倾向，用限制摄盐和保持安静的办法，有可能好转。如情况比较严重，需及时就医。

妊娠便秘，防"秘"你要留几招

怀孕中后期，膨大的子宫压迫直肠，更容易引起准妈妈便秘。下面总结了几招防止便秘的方法，准妈妈不妨照着做一做。

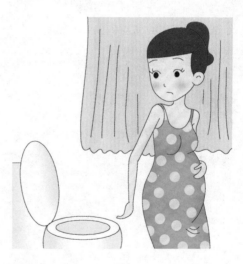

❀早上起床，喝一杯温开水

人体经过了一宿的代谢，体内的垃圾需要一个强有力的外作用帮助排泄，没有任何糖分和营养物质的温开水是最好的！在吃早餐之前空腹饮水，水会直接从消化管道中流通，被身体吸收，这才是有效的饮水方法。

🌸适当喝蜂蜜

蜂蜜缓下通便，能有效预防便秘及痔疮出血。

🌸常做提肛动作

常做提肛门的动作。这有助于锻炼肌肉群，协助肠道运动，缓解便秘症状。

🌸适当运动很重要

有时候因为怀孕期间运动的减少，肠道蠕动变慢，造成便秘。所以在孕晚期，更要适当地做一些能做的运动，遛遛弯、走一走，促进肠道蠕动。

🌸适量多饮水

便秘的成因简单地说有两条：一是体内有宿便，缺乏水分；二是肠道等器官没有了排泄力。前者需要查清病因，日常多饮水。后者需要大口大口地喝水，吞咽动作快一些，这样水就能够尽快地到达结肠，刺激肠蠕动，促进排便。

工作餐尽量按时吃

对于忙碌的上班族准妈妈，尤其是媒体、广告从业人员、医生护士等职业，并不能朝九晚五定时上下班。她们的一日三餐常常是这种情形：早餐边走边吃，午餐以快餐为主，晚餐买些外卖食品回家吃。这是非常不合理的，即便工作不定时，工作餐也一定要按时吃，规律而营养的饮食对准妈妈的健康和胎儿的成长都是必要的。身边可以带些健康的小零食，饿了又一下子没法吃饭的时候拿出来充饥。

●营养保健

煮夫当家：可适当食用喜好食物

妊娠23周的时候，准妈妈会特别偏好某些食品，看到平时爱吃的冰激凌、麻辣豆腐或者可乐饮料时非常眼馋。没关系，这个时候偶尔可以稍稍地放松一下对自己的要求，但一定要有节制，尽量用其他的健康食品来代替这些可能给

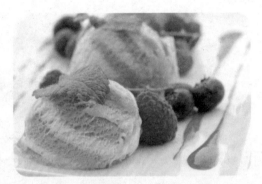

你和宝宝带来损害的食物。此外，为了宝宝将来能长一口好牙，准妈妈要多补充钙。

胡萝卜煮蘑菇：防治孕期高脂血症

【原料】胡萝卜150克，蘑菇50克，黄豆30克，西蓝花35克，植物油、精盐、味精、白糖各适量。

【制作】胡萝卜去皮切成小块，蘑菇切块，黄豆泡透煮熟，西蓝花掰成小朵。热锅下油，放入胡萝卜、蘑菇翻炒数次，注入清汤，用中火煮。待胡萝卜块煮熟时，下入泡透的黄豆、西蓝花，调入精盐、味精、白糖，煮透即可。

【功效】胡萝卜含有丰富的蛋白质、维生素A和多种人体必需的氨基酸及多种酶，对防治孕期高脂血症、肥胖症等大有好处。

鸭肉粥：富含维生素，缓解便秘、水肿

【原料】净鸭肉250克，粳米150克，精盐、黄酒、胡椒粉、葱段、姜片、清汤各适量。

【制作】将鸭肉洗净入锅，加入黄酒煮尽血水，捞出。另起锅加清汤、精盐、黄酒、鸭肉、葱段、姜片煮至鸭肉七成熟时取出，用刀切成细粒备用。粳米洗净，用鸭汤煮粳米，小火慢熬，并加入鸭肉粒煮熟即可。（食用时可根据个人口味加精盐或胡椒粉）

【功效】本品富含维生素，经常吃点鸭肉粥既能消除孕期水肿，还能滋补身体。

竹笋炒牛肉：适合体弱、消化不良的准妈妈

【原料】鲜竹笋100克，牛肉150克，植物油、泡红辣椒、姜片、精盐、酱油、料酒、湿淀粉各适量。

【制作】将鲜竹笋切成薄片；牛肉切片，加精盐、酱油、料酒和湿淀粉调匀入味。锅内放植物油烧热，放入泡红辣椒、姜片炒香，放入牛肉片翻炒几下，再放入竹笋炒断生即可。

【功效】竹笋、牛肉都是高蛋白食品，还含有钙、铁及维生素等。二者合炒尤其适合体弱、食欲不振、消化不良的准妈妈。

把住嘴：忌过饱和过于精细

由于腹部的隆起，准妈妈的消化系统会感觉不舒服，曾经在孕早期出现的胃灼热，现在又来困扰了。因此，建议准妈妈每餐不要吃得过饱，少食多餐会令你舒服一些，饭后散步将有助于消化。这段时期容易出现妊娠便秘，准妈妈的饮食不宜过于精细，应该粗细搭配来防治便秘。同时，也别吃得太好，更要控制热量，以预防脂肪肝。

◉做对胎教

音乐胎教：唱唱自编的摇篮曲

摇篮曲，原是母亲抚慰小儿入睡的歌曲，通常都很简短。旋律轻柔甜美，伴奏则带摇篮的动荡感。

研究发现，母亲哼唱摇篮曲时营造的童话般的氛围，产生的物理振动，和谐而又愉快，能使胎儿从中得到感情上和感觉上的双重满足，还可以很好地培养宝宝的想象力、创造力，有利于他的身心健康成长。因此，准妈妈在工作之余，不妨经常哼唱一些"小宝宝，快睡觉"之类的摇篮曲，也可唱些抒情歌曲或情歌。唱的时候要保持心情舒畅、富于感情，如同宝宝就在面前。经常聆听父母的歌声，会使胎儿精神安定，母与子心音谐振，为出生后形成豁达开朗的性格打下良好的心理基础。

运动胎教：常做舒缓的瑜伽

坐于舒适位置，吸气，向上抬起肛门、直肠和骨盆肌肉，首先放松肛门外侧的肌肉，然后是内部的直肠肌肉，最后是骨盆底部肌肉。这种感觉就好像你内急时拼命忍着去找厕所却又找不到时的感觉一样，呼气并继续保持这个状态。吸气，然后呼气慢慢放松肌肉。重复6次，熟练以后你就可以保持这个动作呼吸6~7次。

注意：如果有痔疮，可以四肢撑地，臀部朝上，头朝下进行练习，但是应注意安全。

语言胎教：给胎儿唱十二生肖歌

准妈妈通过幽默形象的语言描述，能培养宝宝丰富的想象力、创造力。建议准妈妈从现在开始，利用下面这首儿歌教胎儿认十二生肖的名称：

"小老鼠排第一，个头不大真神气，老牛第二虎第三，兔子第四跑得欢；龙第五，蛇第六，马是老七不落后；羊第八，猴第九，十是公鸡跟着走；狗排十一汪汪叫，老猪最后来报到。"

这些形象的语言，能够刺激思维和好奇心，进而认知这些动物的特征，对深居腹中的胎儿也能起到潜移默化的胎教作用。

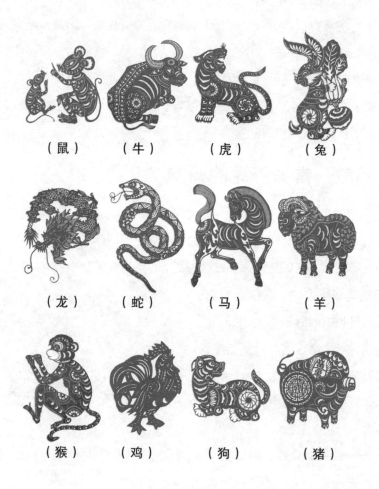

（鼠）　（牛）　（虎）　（兔）

（龙）　（蛇）　（马）　（羊）

（猴）　（鸡）　（狗）　（猪）

第24周：宝宝身体比例开始匀称

你现在怀孕24周了，现在的宝宝身体比例开始匀称。同时，宝宝皮肤薄而且有很多的小皱纹，浑身覆盖了细细的小绒毛。

●保健细节

如何应对妊娠糖尿病

这个阶段，要注意妊娠期糖尿病。妊娠期糖尿病多出现在孕20～24周，发生率为3%～6%，是妊娠后合并的糖代谢异常病症。当糖筛检查和糖耐受试验的结果数值达到了糖尿病的数值标准时，就会诊断为妊娠期糖尿病；如果没有达到标准，则被称为妊娠期糖耐量异常。下面教你如何应对妊娠期糖尿病。

● 严格控制饮食，营养均衡全面，控制热量和糖分摄入，少食多餐，增加膳食纤维。

● 户外运动，运动疗法十分有益于糖尿病的控制。

● 如果需要药物控制，一定要严格配合医生的治疗和做好自我检测。

● 保持心情舒畅，认真对待病情，但不做无谓的担心。

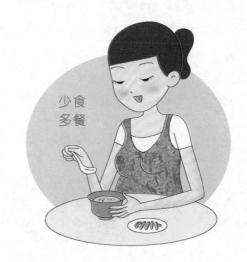

少食多餐

缓解"烧心感"的几个小妙招

在怀孕的中、后期，有些孕妇会出现烧心感。尤其在夜间睡眠发生体位改变时，或者在咳嗽、用力屏气排便时更易发生。预防烧心感要注意以下几个问题：

● 不要过于饱食，也不要一次喝入大量的水或饮料，特别是不要喝浓茶及含咖啡因的饮料，它们都会加重食道肌肉松弛。

● 辛辣性食物、过冷或过热的食物少吃为宜，它们会刺激食道黏膜，加重"烧心感"。另外，用餐后不要立即躺下。

● 在睡眠时将头部床脚下垫高15～20厘米，抬高上身的角度，这样做可有效减少胃液反流。只垫高枕头是不行的，因为那样不可能使整个上身抬高角度。

商务出行要谨慎

如果行李实在多，尽量寻求机场工作人员或是随行人员的帮助，或者可以将行李托运以减少途中的负累。

外出时，由于舟车劳顿，时间上的不可掌控性使得准妈妈更容易饥饿，易出现头晕、身体乏力等症状。应准备些小零食，如全麦饼干、果仁等，以备不时之需。

如果是开车出行，请每90分钟停一次车，站到地上轻轻地伸展小腿和双臂以缓解疲劳，一定要让自己休息够了再开车。

如果是要出国工作，那么很多国家入境的时候都要检查你是否注射了该国规定的某种疫苗，这时准妈妈一定要询问医生，并得到医生的认可后再注射该疫苗。否则准妈妈要考虑是否应取消这次行程了。

●营养保健

煮夫当家：增加钙的摄入，多吃豆类

　　为避免孕中期小腿抽筋的现象，准妈妈在日常饮食中要注意增加钙的摄入，牛奶、豆类和豆制品、坚果类、芝麻、虾皮、蛤蜊、蛋类、海带、紫菜等都是富含钙的食品。准妈妈还要多吃瘦肉、肝脏、鱼虾、乳制品、豆制品和新鲜的蔬菜和水果。

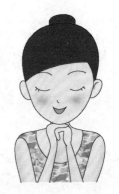

牛奶

香油猪心：帮助代谢，加速子宫复原

　　【原料】猪心2个，香油、米酒、老姜各适量。

　　【制作】将猪心对切，去掉内部的血块，洗干净后切成片状；将老姜切成片状。将香油放入炒锅，油热后放入姜片爆香，加入猪心翻炒，再加入米酒、香油和水，煮至汤汁滚开食用即可。

　　【功效】香油富含不饱和脂肪酸，除了帮助脂肪代谢外，对于激素的调节更是不可缺少。而猪心则具有抗氧化作用，具有养心安神的功效。

鲜贝蒸豆腐：生津解毒，有效预防水肿

　　【原料】鲜贝300克，豆腐2块，菜心150克，姜丝、白糖、味精各适量。

　　【制作】将鲜贝剖开，取出贝肉洗净待用。把豆腐切成厚2厘米的块状，放入碟中，上面撒上鲜贝肉及姜丝、调料，放入蒸锅内用大火蒸2分钟。将菜心放入沸水中炒熟，捞起码在碟边即可。

　　【功效】此菜有清热生津、解毒、补中宽肠的作用，孕妇多吃可有效预防水肿。

水果甜粥：富含营养成分，补水润肺

【原料】梨、猕猴桃、蜜枣、红樱桃各20克，粳米60克，冰糖适量。

【制作】梨、猕猴桃分别洗净切片，红樱桃洗净，粳米洗净在清水中浸泡1小时。锅置火上，倒入适量清水，煮沸放入粳米，再沸后转小火煮成粥。放入梨片、猕猴桃片、蜜枣、樱桃，煮沸后加入冰糖融化即可。

【功效】本品富含营养成分，可补水润肺，适合准妈妈食用。

把住嘴：忌吃高糖食物

高糖食物，顾名思义，就是指含糖量较高的食物，如奶油蛋糕、冰激凌、巧克力、夹心饼干、果酱面包等。据医学研究发现，孕期准妈妈摄入过多高糖食物，会削弱人体的免疫力，使准妈妈机体抗病力降低，易受病菌、病毒感染，不利于优生。而且，血糖偏高的准妈妈生出体重过量胎儿的可能性、胎儿发育畸形的发生率、出现妊娠毒血症的概率，比血糖偏低或平稳的准妈妈高3~7倍。因此，为了你与宝宝的健康，从孕早期开始，一定要做到饮食清淡，少吃或不吃高糖食

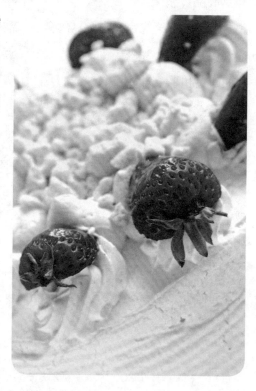

物。患有低血糖的准妈妈应在医师指导下用药或食补，切忌随意饮食。

●做对胎教

知识胎教：故事《长不大的红杉树》

怀孕到了24周，胎儿的听力已经基本完善了，准妈妈们可不能松懈。因为胎儿听力的完善，意味着可以更好地吸收胎教。本周为准妈妈准备了适合怀孕24周的胎教故事，请读给腹部里的宝宝听。

长不大的红杉树

一棵红杉树的种子对妈妈说："妈妈，我已经成熟了，让风伯伯带我到远方去扎根吧。""不，孩子，你离开妈妈的照顾，离开周围叔叔伯伯们的保护，是长不好的，还是留在我身边吧。"但是这颗种子的兄弟姐妹都随风伯伯到远处的开阔地落土扎根了。

春天到了，这颗种子从泥土里钻出来，看看妈妈高大的身躯，再看周围叔叔伯伯们巨大的枝干，一种安全感油然而生。大风刮来，呼呼作响，有叔叔伯伯们的包围，小红杉树安然无恙；暴雨如注，有妈妈做伞，小红杉树如在温室。小红杉树心想，幸亏我没随风伯伯到远处去落土，不然我该怎样抵挡风雨啊！

可是，当小红杉树要吸吮土壤中养分的时候，营养已被叔叔伯伯们吸走；他要迎接阳光雨露，却被妈妈的高大身躯遮住。这样，一年又一年地过去了，小红杉树还是那么小，他成了长不大的小不点儿啦。当他听风伯伯说，那些在远方扎根的兄弟姐妹，都长成参天大树的时候，便深有感触地说："整天躺在妈妈的怀里，是长不大的。"

音乐胎教：《小星星变奏曲》

细细地聆听莫扎特的《小星星变奏曲》，除了感觉到单纯、快乐与美好，你或许还能察觉到一丝甜甜的苦恼，就像看到一个眼睛里含着泪，脸上却

带着微笑的天使在对你歌唱。

　　《小星星变奏曲》是一段所有小朋友一学就会的简单旋律，被天才的莫扎特孩童嬉戏般地对它进行了12次变奏，每一次变奏都没有离开这一单纯简朴的主题：有时改变节奏——从单纯的四分节奏到十六分节奏、三连音；有时改变弹奏方式——或跳音或连音，或左手弹奏主题，或右手弹奏主题；有时改变节拍——时而二拍子，时而三拍子；有时改变调式——大调之后又转成小调……速度、力度、和声，他都信手拈来地做了改变，让原本简单的音乐变得多姿多彩，时而活泼跳跃，时而情绪激动，时而高贵平静，时而淡淡哀愁……音乐自然而愉快地流淌着，生动地表现了小星星活泼可爱、变化多端的模样。建议准妈妈可将这首曲子作为这一时期的胎教音乐。

语言胎教：讲讲《豌豆上的公主》

　　由于此月龄的胎儿已经产生了最初的意识。准妈妈可以每天选择一个固定的时间，给"宝宝"讲一个精心准备的童话故事。这里为大家奉上的是安徒生的著名童话故事《豌豆上的公主》。

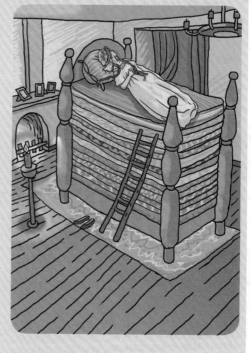

　　有一位王子，他想找一个真正的公主做妻子，可是他走遍了全世界，也没有找到意中人。那些公主总有些地方不对劲，使他不得不怀疑她们是不是真正的公主。王子闷闷不乐地回到家中，国王和王后都很替他担忧。

　　一个暴风雨的夜晚，一位姑娘敲开了王宫的大门，她的衣服全湿透了，长发散乱地贴在脸上，样子非常难看。可她说，她是一个真正的公主。许多人都不相信，王后决心验证一下。她走进卧室，在床上放了一粒小小豌豆，然后把20床垫子和20床鸭绒被压在豌豆上面。最后她把那位姑娘领进了卧室，让她好好睡上一觉。

第二天早晨，大家都跑来问姑娘休息得怎么样。姑娘皱着眉、打着哈欠说："哦，我几乎整夜没有合眼，天晓得床上有个什么硬家伙，弄得我浑身难受极了！"

王后暗暗高兴，心想：那粒小小的豌豆是被压在20床垫子和20床鸭绒被底下的呀！可她居然能感觉出来，假如不是真正的公主，能有这么娇嫩的皮肤吗？就这样，这位姑娘被认可为真正的公主，与王子一起过上了幸福的生活。

准妈妈在讲述这则童话的过程中，要根据故事情节的变化，变换多种音调。这对胎儿想象力的培养与发展有极大的好处，更是每个胎儿感到最快乐、最享受、最温馨的时刻。

Part25 第25周：胎儿舌头上的味蕾正在形成

怀孕第25周，胎儿在妈妈的子宫中已经占据了相当多的空间，开始充满整个子宫。胎儿舌头上的味蕾正在形成，你知道吗？胎儿也有偏好甜食的特点。

◉保健细节

腹部发硬可能是生理性宫缩

腹部发硬，孕20周以后可能是生理性宫缩，它的特点就是不规律的、没有疼痛的、散发的腹部发硬。很多人认为是先兆性流产，非常紧张，其实没有必要。只是腹部发硬，不要紧，可能是生理性宫缩。而出现这种情况，只需要注意休息。如果经过休息也不能缓解，而且出现了刚才说的有规律性疼痛，那可能是先兆流产，需要去就医了。

巧用托腹带以支撑腹部

怀孕到了6个月以后，腹部越来越大也越来越重，有个对准妈妈相当重要的东西——托腹带。其可以帮助准妈妈支撑腹部的重量，不会往下压迫。

托腹带在帮助托起腹部的同时，可以帮助准妈妈保持正确姿势，使准妈妈在怀孕中仍然动作轻快，还可以使胎儿有安定的感觉。

另外，托腹带在改善孕晚期因重力作用于腹部，腰背部努力维持姿势所造成的腰痛、背疼等方面也有明显功效。它还具有保温的作用，使胎儿在温暖的环境下成长。

准妈妈拍"大肚照"要悠着点

眼下，很多准妈妈热衷于拍摄孕妇照，希望通过相片记录下自己这美妙的一刻，留住最珍贵的回忆。不过，有专家提醒准妈妈，留住美好时刻没有错，关键是注意卫生和安全。

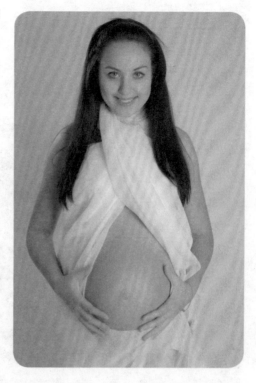

拍照时间过长，化妆过浓，强光照射，拍照后又没有合理休息，都会使准妈妈疲劳，由此可能引起身体不适的状况发生，情况严重的还可能诱发早产等严重后果。因此，准妈妈拍照时间不宜过长，一定要注意休息。而且在拍照时尽量选择干净的服装，或者自备服装。

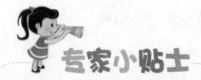

专家小贴士

需特别提醒的是，准妈妈拍照过程最好有人陪伴，以防出现突发情况。

●营养保健

煮夫当家：适当多吃健脑食物

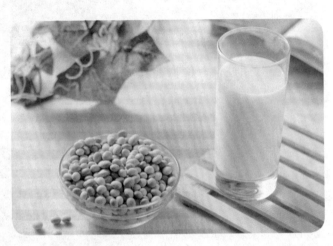

这个阶段，准妈妈的食欲大增，体重开始增加，应注意在均衡饮食的基础上，适当多吃一些核桃、芝麻、花生之类的健脑食物，为胎儿大脑发育提供充足的营养。有的准妈妈不喜欢吃核桃等坚果类食物，可适量多吃豆类食品。豆类食品同样有利于小宝宝大脑发育，如豆腐、豆浆等，其对增强宝宝的记忆力也会有所帮助。同时减少高脂肪、高热量的食物，适量增加富含维生素食物的摄取。

鱼头炖豆腐：益智健脑，增强记忆力

【原料】鲤鱼头1个，豆腐100克，鲜香菇3朵，高汤、葱段、姜片、精盐、料酒、香菜、醋、胡椒粉、香油各适量。

【制作】将鲤鱼头去杂，洗净沥干水分，从下颌部剖开；豆腐洗净切块；香菇去蒂洗净，切片。将鱼头块放入砂锅，加入适量清水，用大火烧开，撇去浮沫，加入高汤、豆腐、料酒、香菜、葱段、姜片，用小火炖熟烂，弃去葱姜，加入精盐、香油调味即可。

【功效】鱼头中含有丰富的卵磷脂，该物质在人体内代谢后能分解出胆碱，最后合成乙酰胆碱，其可使人增强记忆力、思维和分析能力，有助于益智健脑，适合准妈妈食用。

核桃花生粥：健脑益智，温胃补肾

【原料】核桃仁150克，花生仁100克，芝麻50克，粳米200克，蜂蜜适量。

【制作】将核桃仁、芝麻和花生仁混合碾成小粒备用；将粳米淘洗干净，放入锅中，加适量水用小火煮至八成熟；将碾好的核桃仁、芝麻和花生仁，一起放入锅中熬煮至熟烂，再酌量加入蜂蜜食用即可。

【功效】花生以及核桃中含有丰富的营养物质，如卵磷脂、必需氨基酸、矿物质、有机酸以及人体所需的多种微量元素，对于准妈妈的大脑以及身体机能都有很好的帮助作用。大米中的维生素含量比较多，氨基酸、矿物质等含量也是比较丰富的，既能起到温胃补肾的作用，又能促进胃肠道的消化和蠕动，补充每天日常生活所需的能量。

把住嘴：别吃含汞的海鲜食物

准妈妈别吃含汞的海鲜。美国哈佛公共卫生学院的一项研究显示，孕妇在怀孕期间经常食用高汞含量的海鲜，会对胎儿的脑部功能造成影响，可能导致脑部受到无法修复的损伤，还会使胎儿的心脏功能受到永久性的损害。而且某些症状要到孩子7岁甚至是14岁以后才出现。专家们认为，准妈妈应少吃海鲜，以每周最多1～2次，每次100克以下为宜，而且不要吃金枪鱼、剑鱼等含汞量高的海鱼。

●做对胎教

音乐胎教：倾听优美的《小白船》

温柔、动听、悦耳的轻音乐，能使母亲得到美的享受，给胎儿以安宁感，可使胎儿心律平稳，对胎儿大脑发育有良好的刺激作用。下面就将这首优美的《小白船》推荐给准妈妈：

小白船

蓝蓝的天空银河里，有只小白船。

船上有棵桂花树，白兔在游玩。

桨儿桨儿看不见，船上也没帆，飘呀飘呀，飘向西天；

渡过那条银河水，走向云彩国。走过那个云彩国，再向哪儿去？

在那遥远的地方，闪着金光，晨星是灯塔，照呀照得亮……

听到这熟悉的旋律，身为准妈妈的你，是否会想到小时候妈妈的歌声？是否已深深地沉浸在这美妙的歌声中了？如果你觉得自己已经进入了美丽的"云彩国"，那么，就将这份美丽与胎儿一起分享吧！相信胎儿在这美的信息的熏陶下，会更加快乐、健康地成长。

美育胎教：尝试学绘画

据说左脑支配语言和理论方面的思考，右脑支配视觉和情感方面的思考。而中国人更偏向于使用左脑。准妈妈练习绘画将有利于激发胎儿右脑的发育，还有利于锻炼胎儿将印象具体化的能力。

建议准妈妈尽可能

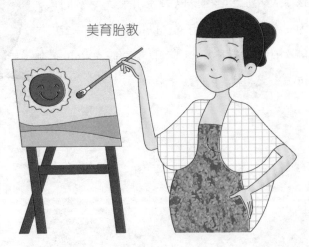

美育胎教

多地接触不同的色彩和素材，尝试着用蜡笔颜料和彩色铅笔绘画。蓝天、白云或是孩子漂亮的面庞等都可作为素材。其至可以对着从医院带出来的B超图片画一画胎儿现在的模样。另外，练习绘画作品时也可以将感想和相关愉快的往事讲给胎儿听。如画大海，可以将海里的鱼、海浪等说给胎儿听，可以将在大海中游泳的感想等说给胎儿听，同样是极具趣味的。

准妈妈在进行绘画胎教时，不仅要学会从普通的事物中发现美，还要想象如何用图画将这种美表现出来，而不一定要把它画得非常完美。比起作品完成的好与坏，更应该关心的是，作画的时候自己是否做到了一直保持镇定，以及是否有与胎儿共同参与的感觉。

艺术胎教：手指操——信的旅行

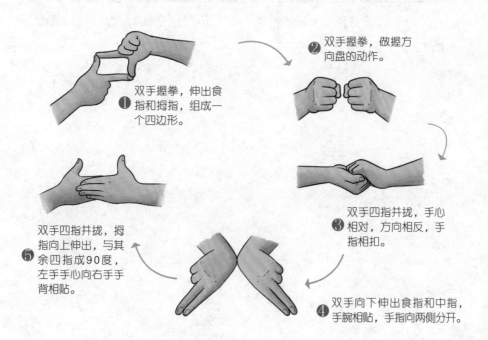

❶ 双手握拳，伸出食指和拇指，组成一个四边形。

❷ 双手握拳，做握方向盘的动作。

❸ 双手四指并拢，手心相对，方向相反，手指相扣。

❹ 双手向下伸出食指和中指，手腕相贴，手指向两侧分开。

❺ 双手四指并拢，拇指向上伸出，与其余四指成90度，左手手心向右手手背相贴。

准妈妈在做以上动作时，同时还要念下面的儿歌给胎儿听：

信的旅行

小信封，四方方，

去旅行，贴邮票，

坐汽车，坐火车，

坐飞机，坐轮船，

世界各地全能到。

上面的手指操有利于大脑智能的开发。不仅仅是针对准妈妈的大脑，更是为了提升胎儿的智力发育。

Part26 第26周：胎儿开始睁开眼睛看世界了

挺着大腹部的准妈妈，已经进入孕26周了，本周胎儿开始睁开眼睛看世界了。胎儿这时候开始练习呼吸，使肺长得越来越结实。

◉ 保健细节

准妈妈心悸巧应对

怀孕时血量增加，准妈妈的心脏会跳得比往常快，同时还伴有心慌气短。如果心脏跳动次数超过100次、跳动频率不规则，即有可能是心悸。

一旦发生心慌气短，准妈妈不必惊慌，休息一会儿即可缓解，也可侧卧静睡一会儿，注意不要仰卧，以防发生低血压综合征。饮食方面，需要补气及补血，如当归补血汤或黄芪、当归及内脏类食物。如果心悸伴有手颤抖，要特别留意，可能是甲状腺功能亢进的症状。

准父母一起走进孕育课堂

现在很多地方都开设有"孕妇学校"或"准爸爸学习班"，全面传授孕期及产后的育儿知识。准爸爸在课堂里可以学到很多关于怀孕和分娩的必要知识，如产前检查的重要性，孕期在饮食和日常习惯上要注意的事项，如何处理孕期出现的特殊问题，学习为准妈妈数胎动等。这种课堂是非常欢迎准父母一起参加的。

准爸爸最好能于百忙之中抽些时间和爱妻一起去听课，一方面是学习必要的知识；另一方面也是体现自己对爱妻"心理支持"的有力行动，还可以跟其他准爸爸一起交流感受，真是一举多得。

借物移情缓解工作压力

当准妈妈为工作的事情感到心里烦闷时，不妨暂时离开工作状态，为自己倒一杯水，一边喝一边看着窗外的景色，想想若是身处森林，新鲜的青草味袭来时，该是多么得心旷神怡。或者在下班后约上闺蜜去购物，让压力消除在商场、试衣间；约上几个知己品茶聊天也是不错的选择；或者挑个明媚的日子郊游，在大自然的怀抱中欣赏美景，呼吸新鲜空气；还可以练练书法，陪家人吃饭、看电视、聊天……这些活动都能让准妈妈的脑袋换个环境，缓解压力。

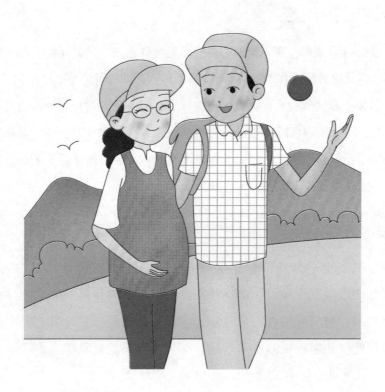

●营养保健

煮夫当家：少吃动物性脂肪，补充维生素C

本周继续保持以往的良好饮食方式和饮食
习惯。另外，在怀孕第26周时要注意以下
饮食要点：不宜多吃动物性脂肪；日常
饮食以清淡为佳，水肿明显者要控制
盐的摄入量，限制在每日2～4克。多
吃新鲜蔬菜和水果，及适当补充钙。
准妈妈在保持良好的饮食习惯的同时，
还应注意多吃一些含维生素C较多的食物，以
帮助身体吸收更多的铁。

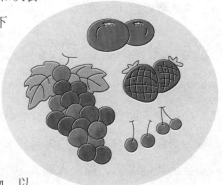

洋参鸡肉汤：益气润肤，补气补虚

【原料】西洋参9克，鸡肉100克，石斛30克，精盐适量。

【制作】将洋参、石斛、鸡肉洗净，一起放入瓦煲内，加清水适量，大
火煮沸后，小火煮30分钟，调味即可。

【功效】西洋参能补气生津、滋阴降火、健脾补肺；鸡肉有温中益气、
营养肌肤功效。两者配合食用，不仅益气润肤，更能补气补虚。

酸奶草莓露：补血养颜，孕期护肤效果佳

【原料】草莓100克，酸奶150毫升。

【制作】将草莓洗净，去蒂，放入搅拌机中，加入酸奶，一起搅拌成糊
状，倒入杯中饮用即可。

【功效】本品可润泽肌肤，改善肌肤油腻、毛孔粗大、鼻部黑头、面色
不良等问题，是准妈妈孕期护肤的佳品。

红枣炖兔肉：补虚损，润肤色，增强胎儿体质

【原料】红枣15枚，兔肉150克。

【制作】红枣洗净备用；将兔肉洗净，切块，与红枣一起放瓦煲内，隔水蒸熟即可。（亦可调味食用）

【功效】本品健脾益气，补血壮体，适合孕期佐食，以补虚损、润肤色，并能增强胎儿体质。

把住嘴：忌吃含铅的食物

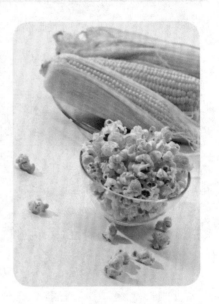

准妈妈要忌食含铅的食物，如爆米花、松花蛋、油炸薯条等。这些食物很多人常会当作美味的零食享用，殊不知内含的铅会杀死脑细胞，损伤大脑，影响胎儿的智力发育，且这种损伤是永久性的。因此，准妈妈在孕期要忌食含铅的食物。还需注意忌用锡器盘、铅壶、彩釉陶器等食具长期盛放食物，避免污染食物，使准妈妈误摄入铅。

●做对胎教

语言胎教：故事《聪明的小牧童》

怀孕26周的准妈妈开始步履蹒跚，腹部更是一天天隆起来了，胎儿的听觉也越来越灵敏了。下面针对怀孕26周的准妈妈，为其准备了适合的胎教故事——《聪明的小牧童》。

聪明的小牧童

从前有个小牧童，由于别人无论问什么，他都能给出聪明的回答，因而名声远扬。国王听说了，不相信他有这么厉害，便把牧童召进了宫，对他说："如果你能回答我所提出的三个问题，我就认你做我的儿子。"牧童问："是什么问题呢？"国王说："第一个是：大海里有多少滴水？"小牧童回答："我尊敬的陛下，请你下令把世界上所有的河流都堵起来，不让一滴水流进大海，一直等我数完它才放水，我将告诉你大海里有多少滴水。"国王又说："第二个问题是：天上有多少颗星星？"牧童回答："给我一张大白纸。"于是他用笔在上面戳了许多细点，细得几乎看不出来，更无法数清。任何人要盯着看，准会眼花缭乱。随后牧童说："天上的星星跟我这纸上的点儿一样多，请数数吧。"但无人能数得清。国王只好又问："第三个问题是：永恒有多少秒钟？"牧童回答："在后波美拉尼亚有座钻石山，这座山有两英里高，两英里宽，两英里深；每隔一百年有一只鸟飞来，用它的嘴来啄山，等整个山都被啄掉时，永恒的第一秒就结束了。"

国王说："你像智者一样解答了我的问题，从今以后，你可以住在宫中了，我会像对待亲生儿子一样来待你。"

怡情胎教：准妈妈也可以美丽

从窈窕淑女到变成大腹便便的"大肚婆"，这样的变化绝不是从美丽变成"垃圾婆"。所以，该美丽还是依旧要美丽，不仅自己心里很受用，出门逛街也会偷着乐。

❀ 巧化淡妆

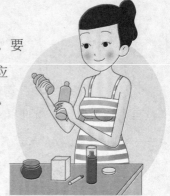

准妈妈是可以适当化淡妆的。开始化妆时，要用深色系列的粉底来装扮，如果脸上有雀斑，则应改用盖斑膏，但不能涂得太厚，否则容易伤到肌肤。上过粉底后，可扑上透明粉以固定化妆品，接着画上眼线、眉毛、唇膏即可。最后再刷上一层腮红，使脸色红润。

❀ 头发的梳理

为了弥补体形的不足，你应该更加注意头发的梳理。头发要梳理得整齐美观，再配上自然的面容，看上去就会好很多。头发要短一些，服帖一些，这样你那略显沉重的体形就会显得轻松了许多。你可以把头发梳成一种使脑袋显得小巧玲珑、完全露出脖子的发型。怀孕后期，最好不要烫发。

运动胎教：缓解双腿压力的腿部操

胎儿的发育已经进入一个高峰阶段，准妈妈的腹部会不断膨胀，这样也就增大了准妈妈身体上的负荷。准妈妈不妨练习一下简易的腿部体操，缓解双腿上的压力。

● 准妈妈双手轻轻地扶着椅子，慢慢地吸气，同时手臂用力，使身体的重心集中在椅子上。

● 脚尖着地，然后把脚跟慢慢提起。把腰部挺直，然后慢慢地呼气，体会腿部肌肉被拉伸的感觉。

准妈妈在做该项运动时，应避免使用能滑动的椅子，并且椅子的高度也要适中，以免准妈妈摔倒。

Part27 第27周：胎儿的听觉神经已发育完全

转眼就到怀孕27周啦，这时胎儿的听觉神经系统已发育完全，同时对外界声音刺激的反应也更为明显。

◉保健细节

做"糖筛"，防治妊娠糖尿病

准妈妈都应在妊娠24～28周进行"糖筛"，以尽早发现妊娠糖尿病，及时治疗；超过35岁、肥胖、有糖尿病家族史、有不良孕产史的孕妇属于高危人群，需要更早做"糖筛"。如果"糖筛"不过关，还需要进一步进行糖耐量检测。同时，有糖尿病高危因素的准妈妈们应该注意控制糖、水果的摄入量。

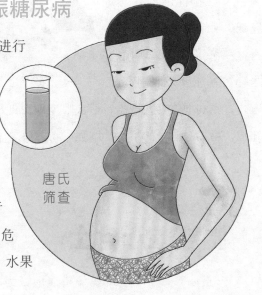

唐氏筛查

春节时准妈妈莫忘产检

当新春的烟花和锣鼓将欢笑和幸福传遍世界的时候，准妈妈和胎儿也一定沉浸在长假节日的喜庆气氛中。此时，准妈妈还记得定期产检吗？专家提醒，准妈妈在节日期间该做的检查仍应"雷打不动"地执行，如果感觉身体不适，也应及时去医院做检查，别因为过节偷懒或自己硬撑而危及胎儿。

准妈妈可以在春节前就与自己的产科医生联系预约产检，如果不能满足自己的要求，也可提前联系确认就近的医院的产科检查是否能够满足自己的要求。基本上所有的医院里都可以进行最完整的产前检查。

纠正对分娩的不正确认识

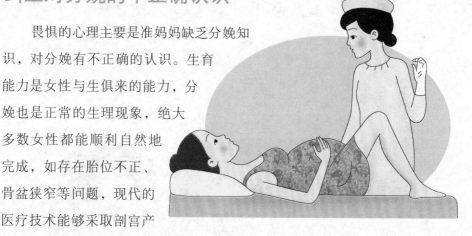

畏惧的心理主要是准妈妈缺乏分娩知识，对分娩有不正确的认识。生育能力是女性与生俱来的能力，分娩也是正常的生理现象，绝大多数女性都能顺利自然地完成，如存在胎位不正、骨盆狭窄等问题，现代的医疗技术能够采取剖宫产方式，顺利地将婴儿取出，最大限度地保证母婴安全。因此，孕期应学习有关知识，增加对自身的了解，增强生育健康宝宝的自信心。

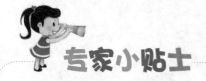

一直以来，有一些准妈妈错误地认为"屁股大的女人好生养"。其实不然，专家提醒，屁股大的女人也许只是脂肪比较多而已。

●营养保健

煮夫当家：增加谷物和豆类的摄入量

从怀孕第27周开始到分娩，准妈妈应增加谷物和豆类的摄入量，因为胎儿需要更多的营养。富含膳食纤维的食品中B族维生素的含量很高，对胎儿大脑的生长发育有重要作用，而且可以预防便秘。如全麦面包以及其他全麦食品、豆类食品、粗粮等，准妈妈都可以多吃一些。

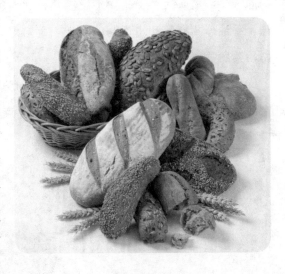

鲫鱼姜仁汤：调理呕吐不止、胎动不安

【原料】鲫鱼1条（约重400克），生姜6克，砂仁15克，猪油、精盐、味精各适量。

【制作】将鲫鱼去鳞，剖腹去内脏，洗净；把砂仁冲洗干净，沥干，研成末，放入鱼腹内；将生姜去皮，洗净，切成细丝；取一炖盅，将鱼放入盅内，再加入姜丝，盖好盅盖，隔水炖2小时，加入猪油、精盐、味精调味，再稍炖片刻，出锅即可。

【功效】鲫鱼除营养丰富外，还有治疗子宫下垂的功效，有利安胎。对于妇女妊娠期呕吐不止、胎动不安有较好的疗效。

菠菜烧鱼肚：预防妊娠贫血或牙龈出血

【原料】菠菜600克，干鱼肚50克，胡萝卜花、姜、葱花、鲜汤、黄酒、精盐、淀粉、白糖、香油、胡椒粉、植物油各适量。

【制作】将鱼肚浸透洗净，与姜、葱花一并放入沸水锅中煮2分钟，取出鱼肚切成块，沥干水分。锅中放鲜汤，放入黄酒、精盐，烧沸后再放入鱼肚煨5分钟，取出，沥干水分。菠菜在沸水中略焯，捞出切成段。锅置火上，放植物油烧热，放入菠菜、胡萝卜花炒熟，加入鱼肚，然后放入精盐、淀粉、白糖、香油、胡椒粉和水调制的芡汁，拌匀即可。（鱼肚一定要发泡好，否则影响菜的味道）

【功效】菠菜含丰富的铁，有补血功用，可治疗便秘、痔疮；鱼肚含丰富的蛋白质和维生素，有止血功效。多吃此菜可预防妊娠贫血或牙龈出血。

把住嘴：忌吃含铝的食物

含铝的食物中多含有明矾，如油条、油饼、焦圈、薄脆等，这些食物虽然搭配鸡蛋、牛奶作早餐非常可口，但对人体危害极大，尤其对胎儿的智力发育有影响。研究发现，常吃含铝量高的食物，会造成记忆力下降、反应迟钝，甚至导致痴呆。因此，准妈妈孕期忌食此类食物，建议早餐以馒头、杂粮面包代替油条、油饼等食物。此外，家用餐具忌用铝制餐具，如铝锅、铝铲、铝盆等，以免污染食物，导致体内铝含量增高。

◉做对胎教

怡情胎教：做纸筒插花

对于没上班的全职准妈妈来说，闲暇时间一定很多。于是，这些准妈妈免不了会觉得单调、乏味。因此，准妈妈可以给自己找点有意思的事情来做，这样心情就会变得舒畅。做手工就是一种不错的选择，如纸筒插花。插花是一项深受人们喜爱的艺术，你可别小看了插花这一小小的动作，这里面可是饱含思想感情的，即使你是随手一插，也是蕴含着意境的。不妨动手来试一试，感受一下。

纸筒插花的具体步骤是：准备废弃纸筒一个，试管数支，小菊花或勿忘我、满天星数枝，龟背叶两片。将装好水的试管一一放进纸筒里，直到装满纸筒为止；再将修剪好的花一一插入试管中，摆出自己喜欢的造型；将龟背叶插放到花枝叶间，遮住纸筒口，调整到看不见试管即可。没事的时候，欣赏一下自己亲手制作的插花，准妈妈们的心情一定特别舒畅。

音乐胎教：给胎儿唱《问好歌》

腹中的宝宝能够聆听到妈妈的声音，感受到妈妈的一举一动。准妈妈应把他当成家里的正式成员，每天早晚都要问他好，他一定会很开心的。准爸爸准妈妈不妨每天早晚给腹中的宝宝唱儿歌——《问好歌》。

问好歌

宝宝好。

妈妈好。

每天早上问一声，

妈妈宝宝乐淘淘。

宝宝好。

爸爸好。

每天晚上问一声，

呼噜呼噜就睡着。

行为胎教：为宝宝树立好榜样

为了宝宝出生后有个好品格，准妈妈平时一定要注意自己的言行。如遇事不打小算盘、不贪小便宜，把"君子爱财，取之有道"当作自己的做人准则；不在背后说人长短，不搞阴谋诡计；克服不良欲望，不吸毒、不酗酒、不赌博、不放纵自己；不允许自己发脾气随意折磨人，注意克服自己的粗俗、疯狂、娇气、懒惰、小心眼和自以为是的缺点，追求大气、大义；学会尊重他人，宽厚待人，不斤斤计较，不做怨妇；乐于为他人或集体做事，乐于赞美他人，能由衷地为他人的成就高兴；待人处事讲求诚信，处处以诚为本；能从心底深处爱亲朋好友、邻里和他人；日常生活中，"坐有坐相，站有站相"，多注意培养自己的正气和美好的情怀。

Part28　第28周：脑组织细胞明显增加

从现在开始，你就进入了孕晚期，此时胎儿的脑组织更加发达，也越来越调皮，甚至会把自己的大拇指放到嘴巴里去吮吸，真是个调皮的小不点儿！想到这个可爱的小家伙，准妈妈更要好好呵护他了。

◉保健细节

确认宝宝的胎位是否正常

胎位不正是造成难产的原因之一，对准妈妈和胎儿都有很大的威胁。孕28周开始，就要考虑胎位是否正常了。孕30周前，子宫的空间相对于胎儿来说比较宽敞，胎儿在子宫内可以自由变化体位，胎位还没有固定，即使胎儿是臀位或其他位置，大多能够自动转成头位。但孕30周以后，胎儿自动变换成头位的概率非常小。常见的胎位异常有横位、臀位、头位异常。纠正胎位异常能增加顺产的概率，但必须在产科医生指导下，除了依靠孕妇本人的体位（如膝胸卧位)纠正外，还有一些物理、穴位、手转位等方法。具体做法要听从产科医

生的建议。在纠正胎儿体位时，可能会因转位而引起脐带扭转、绕颈或缠绕胎儿肢体等。

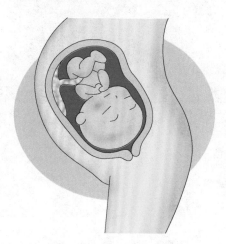

帮助准妈妈找回自信

怀孕以后，以前的漂亮衣服不能穿了，不敢化妆了，行动笨拙了，准妈妈心里多少有些嘀咕：自己还有魅

力吗？还能恢复到从前靓丽苗条的样子吗？

准爸爸这时候要采取积极的行动帮妻子找回自信。最有效的办法是真诚的赞美，告诉妻子你最喜欢她现在这个样子。准爸爸还可以主动带妻子去逛逛商场，不要觉得孕妇装穿不了多久就不买。帮妻子挑选几件专门为孕妇设计的衣服，不仅可以让她漂亮起来，而且还能让她体会到丈夫对妻子的爱，让准妈妈的心情开朗起来。

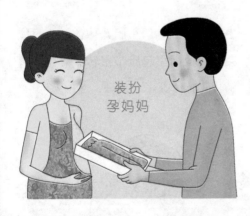

装扮
孕妈妈

不宜长时间看电视

看电视不当可引起多种疾病，医学上统称为"电视病"。专家指出，为预防"电视病"的发生，准妈妈在看电视时要注意卫生保健。

● 看电视应加以节制，每看1小时就应离开电视机活动一下，以减轻视力疲劳，避免导致视力下降。

● 看电视的距离要适度，保持在3米左右最合适。电视机安放高度要适中，大约应与人的视线水平平行或略低些。

● 看电视姿势要端正，不要躺着看电视，以免引起脊柱弯曲。

● 在选择电视节目时，应少看或不看紧张刺激的节目。影视剧内容应选择轻松、活泼的，避免恐怖或过于惊险、紧张的，且注意室内空气流通新鲜，以利优生。

●营养保健

煮夫当家：补充矿物质、微量元素

本周开始，是胎儿生长最快的阶段，准妈妈的膳食要保证质量、品种齐全。此时矿物质的补充很重要，特别是钙、铁、碘、锌等，如果准妈妈缺乏矿物质，会出现贫血、腿抽筋、易出汗、惊醒等，胎儿先天性疾病发病率会增加。各种微量元素的摄入量也要相应增加，准妈妈食欲增加，只要注意调配食物，通常不会影响各种微量元素的摄入。

抽筋

黄花蛋：养血，利尿，防止孕期不适

【原料】鸡蛋2枚，干黄花菜50克，植物油、精盐、料酒、白糖、高汤各适量。

【制作】将鸡蛋磕入碗中，加精盐、料酒，调匀；黄花菜用温水泡发，洗净，沥干，切成两段；锅内放植物油烧至七成热，倒入蛋液，炒散；加入高汤和黄花菜；加精盐、白糖，略烧即可。

【功效】黄花菜有养血平肝、利尿消肿的作用，对孕妇头晕、心慌、小便不利、下肢水肿有较好的食疗效果。

红椒拌藕片：清热除烦，辅助治疗牙龈炎

【原料】红椒2个，白嫩莲藕1根，白糖、香油、生姜、香醋、精盐各适量。

【制作】将莲藕、红椒及生姜清洗干净；莲藕去皮切成薄薄的片，先不要散开，直接装入一个器皿中，放适量精盐，加大约300毫升凉开水浸泡至

软，取出后装盘；红椒去籽、去蒂、切丝，装入莲藕片盘中；生姜切细丝。把白糖、香醋及姜丝一起撒在藕片和红椒丝上，略腌一会儿，淋上香油拌匀即成。

【功效】红椒富含维生素C，莲藕中富含单宁酸，具有收缩止血的作用，对孕妇有生津止渴、清热除烦、养胃消食之功效，可辅助治疗牙龈炎。

莲子鸡头粥：补益心脾，治疗妊娠水肿

【原料】糖莲子、鸡头米各50克，糯米100克，鲜莲叶1张，桂花卤、白糖各适量。

【制作】鲜莲叶洗净，用开水烫过待用；将糯米淘净后放入锅内，加入糖莲子、鸡头米及清水，大火烧开，转用小火煮成粥；粥好撤火，覆以鲜莲叶，盖上盖，5分钟后，拿掉莲叶，加入白糖、桂花卤食用即可。

【功效】本品可补益心脾，治疗妊娠水肿。

把住嘴：少吃菠萝防过敏

菠萝中含有一种叫蛋白酶的物质，对人的皮肤、血管等有一定的不良反应。过敏体质的人食之会引起菠萝中毒，称为"菠萝病"，即吃后15分钟至1小时左右，出现呕吐、腹痛、腹泻，同时还出现过敏症状，如头疼、全身发痒、四肢及口舌发麻，严重者还会出现呼吸困难、休克等。所以，建议准妈妈少吃为妙，特别是初食者，尤其要当心过敏的发生。

●做对胎教

知识胎教：
故事《小马过河》

怀孕进入28周即进入了孕晚期，准妈妈腹部已经很大了。为了宝宝的健康，除了运动以外，胎教更是必不可少的。下面是适合怀孕28周的胎教故事——《小马过河》。

小马过河

有一天，妈妈把小马叫到身边说："小马，你已经长大了，可以帮妈妈做事了。今天你把这袋粮食送到河对岸的村子里去吧。"小马非常高兴地答应了。他驮着粮食飞快地来到了小河边。然而河上没有桥，只能自己蹚过去。可又不知道河水有多深。犹豫中的小马一抬头，看见了正在不远处吃草的牛伯伯。小马赶紧跑过去问道："牛伯伯，你知道那河里的水深不深呀？"

牛伯伯挺起他那高大的身体笑着说："不深，不深。才到我的小腿。"小马高兴地跑回河边准备蹚过

河去。他刚一迈腿，忽然听见一个声音说："小马，小马，别下去，这河可深啦。"小马低头一看，原来是小松鼠。小松鼠翘着她的漂亮的尾巴，睁着圆圆的眼睛，很认真地说："前两天我的一个伙伴不小心掉进了河里，河水就把他卷走了。"小马一听没主意了。牛伯伯说河水浅，小松鼠说河水深，这可怎么办呀？只好回去问妈妈。

马妈妈老远地就看见小马低着头驮着粮食又回来了，心想他一定是遇到困难了，就迎过去问小马。小马哭着把牛伯伯和小松鼠的话告诉了她。妈妈安慰小马说："没关系，咱们一起去看看吧。"

小马和妈妈又一次来到河边，妈妈这回让小马自己去试探一下河水有多深。小马小心地试探着，一步一步地蹚过了河。噢，他明白了，河水既没有牛伯伯说的那么浅，也没有小松鼠说的那么深。只有自己亲自试过才知道。

音乐胎教：
准爸爸为胎儿唱歌

医学研究证实，胎儿不仅喜欢准妈妈的声音，对准爸爸低沉雄厚的声音也非常喜欢。因此，准爸爸有时间最好和准妈妈一起为胎儿唱歌或念儿歌。准爸爸可以经常为宝宝唱《我呀，未来的好爸爸》：

我呀，未来的好爸爸

锅铲子唱歌嚓嚓嚓，

水龙头唱歌哗哗哗，

谁在那儿忙？

我呀，我呀，未来的好爸爸。

为了宝宝和他的妈，

爸爸我，辛苦一点不算啥！

像医学博士顶呱呱，

像幽默大师乐哈哈，

谁的本领大？

我呀，我呀，未来的好爸爸。

为了宝宝和他的妈，

爸爸我，要叫干啥能干啥。

光照胎教：
让胎儿见见光明

胎儿的感觉系统中视觉的发育比较晚，一般7个月的胎儿视网膜才完全具有感光功能。这个月龄的胎儿初步形成的视觉皮质就能接受通过眼睛传达的信号，能够区分外部的明暗，并能间接体验准妈妈的视觉感受。

科学研究证明，在对准妈妈腹壁直接进行光照射时，采用B超探测观察可以见到胎儿出现躲避反射、背过脸去，同时有睁眼、闭眼活动。因此，妊娠6个月后，可以对宝宝进行视觉功能训练。这说明在胎儿发育过程中，视觉也在缓慢发育，并具有一定功能。

光照胎教的具体操作方法是：用需要4节一号电池的手电筒，一闪一灭直接放在母亲腹部进行光线照射，每日3次，每次30秒，并记录胎儿的反应。进行视觉训练可促进胎儿视觉发育，增加视觉范围，同时有助于强化昼夜周期，即晚上睡觉、白天觉醒，并可促进动作行为的发展。

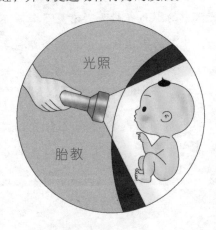

光照

胎教

Part29 第29周：胎儿听觉系统发育完成

你已经进入怀孕第29周了，这时胎儿大脑发育迅速，听觉系统也发育完成。如果给宝宝放些音乐，宝宝会对不同的音乐做出不同的反应。

● 保健细节

不可不知的胎动异常

在怀孕期间，都会有胎动的现象，胎动给人的感觉就像是小宝宝在跟自己交流，因此很多准妈妈在胎动时很兴奋。可你知道吗？不是所有的胎动都是正常的，有些异常的胎动可能在告诉你，胎儿的现状并不好。

● 如果12小时胎动少于20次，则为异常；少于10次，则表明胎儿有危险，在子宫内有缺氧现象。

● 如果在一段时间内胎动超过正常次数，胎动频繁，或无间歇地躁动，也是宫内缺氧的表现。

● 胎动次数明显减少直至停止，是胎儿在宫内重度窒息的信号。

另外，脐带绕颈较紧、胎盘功能障碍，或孕妇不正常用药及外界的不良刺激等，也会导致胎儿在子宫内缺氧而出现异常的胎动。还有一些强烈的、持续不停的、推扭样的胎动或踢动，甚或是微弱的胎动，这些都是不祥之兆，应及时就诊。

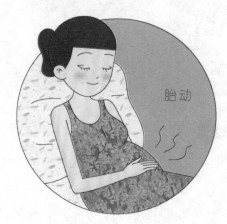

胎动

明辨是非，需警惕早产的四个征兆

准妈妈需警惕以下早产的征兆：

179

🌸 下腹部变硬

过了第8个月，下腹部反复变硬，且肌肉也有变硬、发胀的感觉时，要保持冷静，尽早去医院接受检查。

🌸 出血

孕晚期，如果准妈妈出现子宫有规律宫缩，同时伴有阴道出血，而且出血量较多，很可能是早产的征兆，应立即去医院检查。

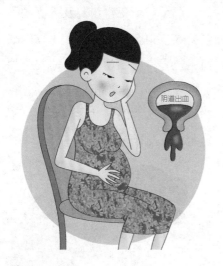

阴道出血

🌸 破水

温水样的东西流出，就是早期破水。有的准妈妈即便是早期破水，仍能在几周后平安生产，但一般情况下是破水后阵痛马上开始，此时可把腰部垫高，不要动腹部，马上去医院。

🌸 子宫收缩

此时准妈妈会感觉腹部硬硬的，但没有疼痛的感觉，一般比较瘦的准妈妈感觉明显，这属于生理性宫缩。如果收缩的次数过于频繁，达到每小时3～4次以上，就不属于生理性的了，要尽快去医院。除了能感受到宫缩，还有下腹、腰背的酸痛感、下坠感，或者外阴部压迫感，阴道分泌物增加，甚至出血、破水等，都要立即就医。

旅行"止步"，准妈妈此时不宜远行

孕晚期，准妈妈生理变化很大，适应环境的能力远不如平时。长时间的车船颠簸，会使准妈妈难以入睡，精神烦躁、身体疲惫，而且旅途中准妈妈免不了要经常受到碰撞、拥挤；加上车船上人的密度大，空气一般都很污浊，各种致病菌也比其他环境多，很容易使准妈妈感染疾病或发生早产、急产等意外。因此，准妈妈在孕晚期不要离家远行。

●营养保健

煮夫当家：少食多餐，多摄入优质蛋白

到了第8个月后，由于子宫不断增大，慢慢顶住胃部，准妈妈吃一点就有了饱胀感。你可以少吃多餐，每天吃7～8次都可以。要多吃一些优质蛋白，如鱼、虾类的食物。另外，要吃新鲜的蔬菜和水果，补充各种维生素和微量元素。

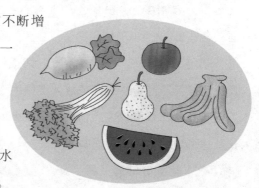

拌鱿鱼丝：调治身体虚弱、肠燥便结

【原料】鲜鱿鱼300克，黄瓜50克，酱油、醋、辣椒油、麻酱、味精各适量。

【制作】鲜鱿鱼洗净，切丝；黄瓜洗净，切丝；用黄瓜丝垫盘底，鱿鱼丝用沸水汆透捞出，投凉，沥尽水分，放在黄瓜丝上；小碗加入酱油、醋、辣椒油、味精、麻酱调拌均匀，食用时倒入即可。

【功效】鱿鱼味甘性平，有润肠通便、祛火清热的功效，对身体虚弱、消瘦乏力、尿频、肠燥便结等症有一定疗效。

番茄米粉：可抑制细菌，防治疾病

【原料】番茄100克，洋葱25克，猪肉末、米粉各30克，蒜泥20克，芹菜10克，橄榄油、精盐、鸡精、辣椒酱各适量。

【制作】将番茄切成丁；芹菜切成末；洋葱切碎备用；把米粉用热水泡软沥干；在橄榄油锅内用小火将盐、鸡精、辣椒酱与番茄、洋葱、猪肉末、蒜

泥、芹菜末加水一起煮成酱汁；倒入沥干的米粉，再拌炒一下即可。

【功效】本菜含有碳水化合物、维生素C、B族维生素、胡萝卜素、蛋白质，以及丰富的磷、钙等，有抑制细菌、防治疾病的作用，适合孕期准妈妈食用。

莲子炖猪肚：健脾益胃，促进消化

【原料】猪肚1个，水发莲子（去心）40粒，花生油、精盐、生姜、味精、面粉各适量。

【制作】将生姜去外皮，洗净，切成细丝；猪肚用面粉、精盐分别揉搓，反复清洗干净；将水发莲子放入洗好的猪肚内，用线缝合好，放入盘内，隔水炖至猪肚熟，取出晾凉后切块；锅置火上，放花生油烧热，下姜丝煸香后放入猪肚莲子烩炒，用精盐调味即可。

【功效】此菜有健脾益胃、补虚益气、易于消化的作用，准妈妈常食有益健康。

把住嘴：忌食高盐食物

妇产专家提醒，高盐食物对准妈妈和胎儿有害。如果进食盐分过多，会加重体内水钠潴留而出现水肿，增加心和肾脏的负担，对准妈妈的心、肾功能不利，会诱发妊娠高血压综合征，不利于胎儿的生长发育。因此，准妈妈必须严格限制食盐摄入量，每日的摄盐量以7～10克为宜。另外在注意盐的吸收量时，还应继续吃各种维生素，以确保得到额外的铁的补充。

忌食高盐食品

●做对胎教

知识胎教：故事《小象的鼻子》

准妈妈期待吧！因为你进入怀孕第29周了，这也就意味着腹部里宝宝很快就要和你见面了！此时胎儿的大脑发育迅速，听觉系统也发育完成，对外界反应也很明显了。准妈妈们要把握这个时机，多给宝宝讲些适合怀孕第29周的胎教故事。

小象的鼻子

小象的鼻子越长越长了，他十分高兴，常在小伙伴们面前晃动着鼻子自夸一番，说他的鼻子是独一无二的，比谁都厉害。一天，他和小牛、小马在一处玩，用鼻子吸了水一边向伙伴们的身上喷去，一边喊道："下雨啦，下雨啦。"小牛、小马的衣服被淋湿了，十分生气地说："让人讨厌的长鼻子，快滚到一边去。"

小象回到家里，对象妈妈说："为什么大家都讨厌我的长鼻子，是不是因为他们没有长鼻子忌妒我？"

象妈妈说："我也有一个长鼻子，为什么大家不讨厌，却十分喜欢呢？"象妈妈见小象回答不出来，又说："你用长鼻子去戏弄伙伴，他们怎么会不讨厌呢？我常用长鼻子帮助别人，大家当然喜欢。"

小象听了妈妈的话，不再用鼻子去欺侮小伙伴。他学着妈妈的样子，常用鼻子吸了水帮助小牛浇菜园子的菜，帮助小马冲洗干净门窗。一天，山羊家失火，浓烟滚滚，火苗霍霍直向上蹿。小象听见山羊的喊声，急忙冲过去，在河里吸了水从着火房子的窗口向里喷水灭火。小象一次次地吸水，一次次地喷水，忙得满头是汗，鼻子被烟火熏得黑不溜秋。等到大伙赶来，火已熄灭了。大家都夸小象是好样的，夸他的鼻子了不起。小牛、小马十分佩服小象，他们成了好朋友，常在一起玩。

音乐胎教：经常倾听《梦幻曲》

孕晚期的准妈妈身子越来越笨重，行动越来越不便，还会经常想到分娩以及产后的问题，思想压力比较大，很容易出现焦虑。

研究发现，德国著名作曲家罗伯特·舒曼的钢琴套曲《童年情景》之《梦幻曲》是非常适宜准妈妈孕晚期欣赏的胎教音乐曲目。《梦幻曲》的旋律柔美、浪漫，各声部完美地交融，和声充满表现力，刻画了一个梦幻般的世界，表现了儿童天真、纯洁的幻想。准妈妈在欣赏《梦幻曲》的时候，可以充分发挥想象力，随着乐曲柔美平缓的旋律，幻想进入到了梦境中，"看见"了一个圣洁的小天使——你期盼许久的、可爱的小宝宝向你走来，你可以"尝试"走上前去拥抱他、亲吻他，向他述说你的期盼，向他表达你和准爸爸无限的爱……

语言胎教："扩大"对话"的内容和范围

本周不仅可以在孕7个月的基础上继续有计划地进行"对话"，还可结合实际生活出现的各种事情，不断地扩大"对话"的内容和"对话"的范围。

准爸爸准妈妈可以把每个愉快的生活环节讲给胎儿听，通过和胎儿共同生活、共同感受，增进准爸爸准妈妈与胎儿之间的感情，并且为今后宝宝的智力发育打下基础。同时使胎儿对准爸爸准妈妈和其他人有信赖感、安全感，增强宝宝适应生活的能力。

此时，你可以告诉胎儿："我的小宝宝，不久以后你就要出来了，妈妈好盼望这一天。你一定很想妈妈了，是吗？"或者与准爸爸一起说"爸爸妈妈已经做好了迎接你诞生的准备，外面的世界很美丽，你一定会喜欢的"等等。

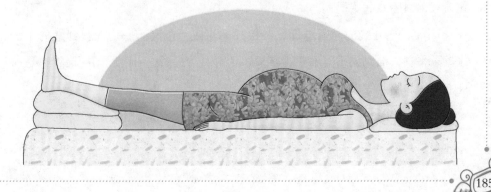

Part30 第30周：胎儿显得十分活跃

不知不觉已经进入了孕30周，此时的胎儿身长已经达到44厘米，并且显得非常活跃，几乎每个小时都有数次胎动，偶尔一次胎动可以持续长达10分钟左右，动作以"拳打脚踢"为主。

●保健细节

早、中、晚固定时间测胎动数

目前国内外均采用12小时胎动计数，即早、中、晚固定时间各测1小时胎动数，3次相加总数乘以4，即为12小时胎动数。一般要求12小时胎动在20次以上为正常。准妈妈要及时掌握宝宝在子宫内的生活习惯，发现有不正常情况，应咨询医生，以了解宝宝在子宫内有何不适并给予及时处理。

孕晚期做运动要注意

✿感觉疼痛和劳累的时候应该马上停止运动

孕期由于激素影响和姿势变化，身体很容易感到疼痛。做运动的时候如

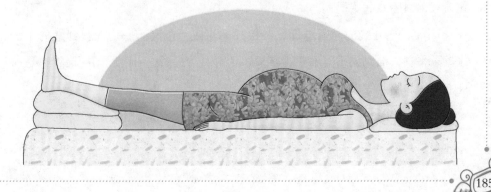

果感到疼痛和劳累，应该马上停止。

🌸 腹部不可过多地做扭转运动

腹部不可过多地扭转。如果感到腹部发胀、全身疲劳，应立即停止运动。这时要找个地方静静休息一下，从而减少胀痛感。

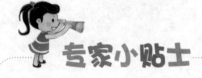

专家小贴士

饭后和丈夫一起去附近的花园里散散步，或者做一做孕妇体操，缓解一下腰背的疼痛。这样不仅锻炼了身体，还可以调剂生活情趣。

孕晚期提高产检的频率

怀孕后期宝宝在准妈妈的子宫里活动已经非常频繁了，而且特别调皮。此时应该提高产检频率，一是为了预防意外情况的发生，如羊水偏少，有的准妈妈到后期羊水会很少，这样就会影响宝宝的健康；二是防止脐带绕颈出现的问题，脐带缠绕过紧会致胎儿缺氧，对胎儿危害很大。

产前检查

因此，离分娩的时间越近，产检频率也应当越高。一切检查都是为了确保母子平安，准妈妈千万不要嫌麻烦，认真对待最后这一阶段的产检，也是保证准妈妈和胎儿健康的重要前提。

●营养保健

煮夫当家：多喝牛奶、吃豆制品，补充钙

准妈妈在此周应多喝一些牛奶，每天最好喝两杯（500毫升）。不爱喝牛奶的准妈妈也可以喝豆浆，吃些豆制品、海带和紫菜。这些食物中钙的含量很高，特别是海带和紫菜中含有丰富的碘，有利于宝宝发育。缺钙比较严重的准妈妈要根据医生的建议补充钙剂。

牛奶

豆类食品

水晶番茄：祛火开胃，富含多种营养素

【原料】番茄300克，白糖适量。

【制作】将番茄洗净，切去蒂，用沸水烫一下，剥去薄皮，然后切成块，放在盘内；把白糖均匀地撒在番茄上即可。

【功效】本菜碳水化合物、维生素C、胡萝卜素及水分含量较高，具有祛火开胃之功效，适合准妈妈食用。

绿豆芽炒鳝丝：促进皮肤的新陈代谢

【原料】绿豆芽250克，黄鳝100克，红尖椒、绿尖椒各30克，姜丝5克，精盐、味精、植物油、淀粉各适量。

【制作】黄鳝洗净，用沸水氽一下，捞起后切成丝；红尖椒、绿尖椒一起用沸水焯一下，捞起后待用。锅内放少许植物油，下入姜丝炒香，放入全部原料翻炒，调味后，勾薄芡即可。

【功效】绿豆芽中含有的可溶性纤维，既可通便，又能降低胆固醇含量；黄鳝营养价值很高，能增进视力，促进皮肤的新陈代谢。

把住嘴：忌饮蜂王浆等口服液

蜂王浆和人参蜂王浆含有多种营养物质，是滋补性饮料。但是准妈妈不能饮用蜂王浆和人参蜂王浆等口服液，因为蜂王浆中的激素物质会刺激子宫，引起宫缩，干扰胎儿在子宫内的生长发育，使胎儿过大，不利于分娩而难产。准妈妈吃蜂王浆还将有可能会使胎儿体内激素增加，产后假性早熟。所以，准妈妈不宜饮用蜂王浆和人参蜂王浆等口服液。

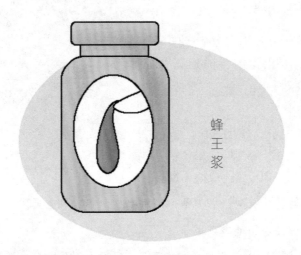

蜂
王
浆

●做对胎教

知识胎教：故事《盐和棉花》

怀孕30周，准妈妈开始筹备待产的物品了。但是胎教问题不可放松，还是要持之以恒。这里为你准备了适合怀孕30周的胎教故事——《盐和棉花》。

盐和棉花

可怜的驴子背着几袋沉甸甸的盐，累得呼呼直喘气。突然，眼前出现了一条小河，驴子走到河边冲了冲脸，喝了两口水，这才觉得有了力气。它准备过河了，河水清澈见底，河床上形状各异的鹅卵石光光的，看得清清楚楚。驴子只顾欣赏美景，一不留神蹄子一滑，摔倒在小河里。好在河水不深，驴子赶紧站了起来。奇怪！它觉得背上的分量轻了不少，走起来再也不感到吃力了。

驴子很高兴："看来，我得记住，在河里摔一跤，背上的东西便会轻许多！"不久，又运东西了，这次驴子驮的是棉花。前边又是那条小河了，驴子想起了上次那件开心的事，心里真是高兴："背上的几袋东西虽说不重，可再轻一些不是更好吗？"于是，他喝了几口水，向河里走去。到了河心，它故意一滑，又摔倒在小河里。这次驴子可不着急，它故意慢腾腾地站了起来。哎呀，太可怕了，背上的棉花变得好沉呀！比那可怕的盐袋还沉几倍。

道理：没有一成不变的事物，也没有放之四海皆准的真理，必须变化地去看事物。抱着旧观念、旧框框去看待新情况，必然是行不通的。

音乐胎教：反复听一段音乐

胎教音乐以轻音乐为好。准妈妈应全身心地放松，半躺或半卧在一个舒适的地方，把手放在腹部注意胎儿的活动，静静聆听室内音响播放的音乐或用耳机聆听。准妈妈最好能暂时忘却眼前的事，应随着优美的音乐把自己的心绪放飞。比如，好像看到了春天鲜花开放、小鸟在歌唱的景象。准妈妈最好把所听的音乐固定下来，不要经常更换，反复听一首曲子最容易让胎儿记住。

语言胎教：给胎儿朗诵《再别康桥》

在温馨晴朗的午后，给胎儿满怀深情地阅读一些优美的抒情诗，不仅可以和胎儿一起品味诗歌的美好，共同感受诗人浪漫的情怀，而且还是一次美好的心灵体验。

再别康桥

轻轻的我走了，

正如我轻轻的来；

我轻轻的招手，

作别西天的云彩。

那河畔的金柳，

是夕阳中的新娘；

波光里的艳影，

在我的心头荡漾。

软泥上的青荇，

油油的在水底招摇；

在康河的柔波里，

我甘心做一条水草！

那榆荫下的一潭，

不是清泉，是天上虹；

揉碎在浮藻间，

沉淀着彩虹似的梦。

寻梦？撑一支长篙，

向青草更青处漫溯，

满载一船星辉，

在星辉斑斓里放歌。

但我不能放歌，

悄悄是别离的笙箫；

夏虫也为我沉默，

沉默是今晚的康桥！

悄悄的我走了，

正如我悄悄的来；

我挥一挥衣袖，

不带走一片云彩。

第31周：胎儿身体发育已基本完成

进入孕31周时，胎儿的身体发育已基本完成。你肯定已经怀着激动的心情为宝宝准备小衣服和日常用品了，相信此时的你一定被幸福所包围吧！

◉保健细节

预防妊娠期肾盂肾炎

肾盂肾炎是妇女妊娠期间最常见的泌尿系疾病，多发生在妊娠晚期，可引起早产。肾盂肾炎发生后，急性期患者可有发热、腰痛、尿急、尿频等症状。此病可反复发作，并可引起高血压。准妈妈应注意预防肾盂肾炎，多喝水，保持大便通畅。如发现有尿频、尿急症状应及早就医。

分娩临近，自律训练消除紧张情绪

随着分娩期的临近，准妈妈的精神压力越来越大，容易出现紧张、焦虑和抑郁等不良情绪。下面的自律训练可消除准妈妈紧张情绪。

在训练前，先用温水泡脚，让自己紧张的身体松弛下来，换上宽大的衣服，在一个地方冥想，消除紧张情绪。

● 坐在椅子上，或平躺在床上，闭上眼睛，放松全身，让身体处于无力状态，把气吸入腹部，再通过腹部呼出，反复2～3次。

● 心中默念"内心平静、双臂沉重"，把意识集中于四肢，努力体会沉重的感觉。

● "内心平静、双臂沉重"和"双脚温暖、内心平静"各念两遍，体会手脚温暖的感觉。

● 双臂前移，移动手指，将胳膊肘弯曲后再打开，然后伸个懒腰，冥想结束。

孕晚期与手痛过招

进入孕晚期，准妈妈可能会感到单侧或双侧手腕部阵发性疼痛、麻木、有针刺感，即所谓腕管综合征。这是由于怀孕期间分泌的激素，引起筋膜、肌腱、韧带及结缔组织变软变松弛累及神经所致，多在夜间发生。改善孕晚期手痛方法如下：

● 如果可能的话，避免任何需要手不断用力的活动。尽管这些活动不是导致腕管综合征的原因，但会使病情加重。

● 如果出于工作需要，不得不频繁地用到你的手，准妈妈可以考虑在工作时戴上护腕或在手上戴夹板。

● 晚上出现这种症状可变换一下睡姿，在胳膊下垫一两个枕头。

● 瑜伽也有助于减轻疼痛，而且还可以增加手部的力量。

●营养保健

煮夫当家：吃富含钙、磷的食物，喝菊花茶

孕晚期胎儿的牙齿钙化速度加快，准妈妈可吃富含钙、磷的食物。富含钙的食物有牛奶、蛋黄、海带、虾皮、银耳、豆制品，富含磷的食物有瘦肉、奶类、蛋黄、虾皮、大豆、花生等。对于上班族的准妈妈来说，菊花茶不但可以防止电脑辐射、明亮眼睛，而且还可以缓解孕晚期经常出现的胃灼热或消化不良，不妨一试。

清蒸冬瓜熟鸡：全面补充营养，养胎助长

【原料】熟鸡肉、净冬瓜各250克，鸡汤500毫升，酱油、料酒、葱段、姜片、味精、精盐各适量。

【制作】熟鸡肉去皮切块，把鸡肉皮朝下，整齐地码入盘内，加入鸡汤、酱油、精盐、味精、料酒、葱段、姜片，上笼蒸透，取出，拣去葱、姜，把汤汁滗入碗内待用。冬瓜洗净切块，放入沸水锅内焯一下，捞出后码入盘内的鸡块上，将盘内的冬瓜块、鸡肉块一起扣入汤盘内。炒锅上火，倒入碗内的汤汁，烧开撇去浮沫，盛入汤盆内即可。

【功效】此菜含有丰富的蛋白质、钙、磷等多种营养素。孕妇常吃此菜，能获得全面而合理的营养，可有效防治营养缺乏，并使胎儿发育健康。

首乌小米粥：适用于气虚而致的子宫脱垂

【原料】何首乌30克，鸡蛋2个，小米50克，白糖适量。

【制作】将首乌用纱布包裹，与小米同煮粥；粥熟前捞出药包，将鸡蛋磕入，并加白糖适量，调匀煮熟即可。

【功效】本品具有益气养血的功效，尤其适用于气虚而致的子宫脱垂。

烫面蒸饺：有效补充准妈妈的营养所需

【原料】面粉、净猪肉各500克，熟猪肉150克，笋片100克，精盐、味精、酱油、香油、姜末各适量。

【制作】将猪肉切成小碎丁，笋片和熟肉也切成小丁，加所有调味料拌匀成馅；面粉加沸水和成烫面，晾凉揉匀，擀成小薄皮，包进馅心捏边，上笼蒸熟即可。

【功效】此饺子含动、植物性混合蛋白质及丰富的碳水化合物、脂肪，还含有多种矿物质和维生素，能够有效补充准妈妈的营养所需。

把住嘴：两种开水不能喝

久沸或反复煮沸的开水不要喝

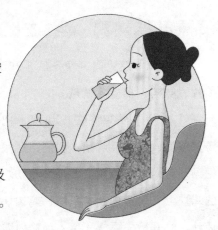

反复沸腾的水中会产生一种叫亚硝酸的有害物质，喝下去后会与血液中的血红蛋白结合，产生不能携带氧的高铁血红蛋白，若准妈妈血液中高铁血红蛋白含量过高，就会出现缺氧症状，从而危及胎儿的生命安全，严重时甚至会造成死胎。

热水瓶贮存超过24小时的开水不能喝

一般来说，新鲜的热水经过高温杀菌，喝起来是最健康的，但若放在热水瓶中超过24小时，就有可能再次滋生细菌，而且水中含氯的有机物也会不断被释放出来。因此，灌入热水瓶中的水应尽快喝完，若已贮存超过24小时最好倒掉，重新取新鲜自来水烧沸饮用。

●做对胎教

语言胎教：故事《春天里的对话》

本周随着胎儿的各项功能基本完善，体重也会随之迅速增长。这个时期的胎教不能忘记哦！下面是适合怀孕31周的胎教故事。

春天里的对话

晚上，天空挂着月亮，小星星在月亮婆婆身边睡着了。这时，公园里传来了好听的说话声。桃花说："春天真好，我最喜欢春天了，太阳暖暖的，花儿也开了，多好啊！你们说是不是我先开的？是我把春天迎来的。"梨花说："你说得不对，是我先开的，你看我全身白白的，多像雪白的玉。"玉兰花说："你们说得都不对，是我最先和春姑娘说话的，我最香了，春姑娘最喜欢我了。"

花儿们的说话声把月亮婆婆吵醒了，月亮婆婆问花儿们："你们说什么呢？真热闹，让我也听听。"梨花向月亮婆婆招招手，高兴地说："月亮婆婆，你告诉我们，是谁最先把春姑娘迎来的？"月亮婆婆想了想，微笑着说："我知道刚才你们说什么了，我来告诉你们答案。春姑娘是小草最先迎来的，在你们没开花的时候，小草已经钻出地面了。"听了月亮婆婆的话，桃花、梨花、玉兰花都低下了头。月亮婆婆又说："好了，孩子们，咱们睡觉吧！待一会儿春姑娘该来叫你们了。"公园里又变得静静的了。

音乐胎教：欣赏一些欢快的乐曲

本周，准妈妈除了可继续欣赏孕早期听的乐曲外，还可再增添一些欢快的乐曲，如《b小调第一钢琴协奏曲》及《喜洋洋》、《春天来了》等乐曲，尤其是《b小调第一钢琴协奏曲》，最适合准妈妈一边做运动一边欣赏。

《b小调第一钢琴协奏曲》以新颖明快的旋律，表达了对光明和对生活的热爱，曲调中充满了青春与温暖的气息。如果反复倾听那些小提琴与钢琴的合奏、有力的和弦及生动活泼的快板，就会觉得这支乐曲既像是波涛起伏的大海，又像是一片生机勃勃的、充满希望的沙野绿洲，又像是和煦扑面的春风，好似灿烂的阳光铺满了生活的大地，使人能真正感受到生活的美好。当腹内的胎儿接受了准妈妈美好的心理信息以后，胎儿也会与准妈妈产生同感。

游戏胎教：与宝宝做轻拍游戏

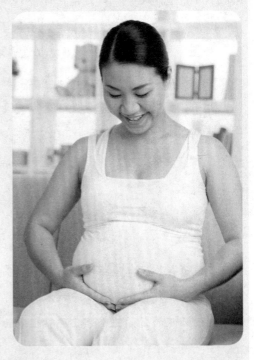

对胎儿进行轻拍游戏最好是在气氛良好、有音乐的环境中进行，以不危险、有趣味性为原则。准妈妈每日反复做这种游戏，慢慢地胎宝宝也好像会对游戏有所期待。另外，不同的胎宝宝对轻敲所做出的回应是不同的。有些胎宝宝会马上做出回应，也有些胎宝宝迟迟不做出回应。不过，重要的还是在于坚持不懈地耐心尝试。

方法如下：用一只手压住腹部的一边，然后再用另一只手压住腹部的另一边，轻轻挤压，感觉胎儿的反应。这样做几次，胎儿可能会有规则地把手或脚顶一顶妈妈的手，胎儿感觉到有人触摸他，就会踢脚。然后你就有节奏地轻轻拍打腹部，感觉胎儿的反应，通常重复几次后，胎儿会有反射动作。如果你拍的位置变了，胎儿会向你改变的位置再踢，必须注意改拍位置离原胎动的位置不要太远，游戏时间也不宜过长，一般每次5分钟左右即可。

第32周：胎儿与出生的婴儿相似

怀孕第32周的胎儿与出生时的婴儿相似，但身体仍需要长胖些。他的手指甲和脚趾甲已经完全长出来了。有些宝宝已经长好了满头的头发，此后阶段可以看作胎儿在为出生做最后的冲刺。

◉保健细节

全身不适增多

本周，准妈妈的腹部已凸出得十分厉害，身体也越发沉重，行动显得十分费力，多数准妈妈还易感疲劳和笨重。有的准妈妈出现水肿，若只是在傍晚或夜里腿部有些水肿的话，不用担心。可是从早晨起脸就水肿不消的话，那就有可能是一种异常情况。从这个月开始，要每2周做一次产检了。以便医生及时了解宝宝的情况，在突发状况时采取适当的对策。在以后几次检查中，准妈妈要注意多多学习分娩知识了。

控制体重，千万别节食减肥

控制体重，每周增加不超过1千克。生个大胖宝宝是一件开心事，不少准妈妈在怀孕期间进食大量补品、营养品。然而，宝宝出生时体重过量并非好事，重量超过4千克的婴儿很容易会因为低血糖而损伤脑部。巨大儿因个头太大还有可能在分娩过程中出现窒息、颅内出血，并为妈妈带来难产、大

控制体重

出血等危险。为了宝宝和自己的健康，准妈妈在孕后期一定要适当饮食，不能让体重增加太快，不妨在家里准备一台秤，每天固定好某个时间，常去称一称，这是控制体重的好方法。

安排好月子期间谁来照顾孩子

在宝宝出生前就开个家庭会议，把宝宝出生后照顾的工作分一下工，让所有家庭成员都明确自己的分工与责任，尽力为新生宝宝创造一个和谐的家庭环境。

月子在哪里坐、宝宝晚上跟谁睡、月子中的三餐谁来做、宝宝的尿布谁来洗等，无数细小的问题，都要去解决。新爸爸、新妈妈总会有些手忙脚乱。是请老人帮忙，还是请专职保姆？所有问题不要等宝宝出生后再去考虑。

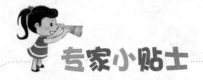

专家小贴士

有些年轻父母因为家里人手不够，会请月嫂来照顾新妈妈和宝宝。在请月嫂时，一定要到正规的机构去找，且要看清她的身份证明和培训证书，另外还应注意其是否持有健康证，还可以了解原来的客户对她的评价。

●营养保健

煮夫当家：腿部水肿可用食疗法

　　孕晚期，准妈妈可能会发生腿部水肿，一般是由于准妈妈子宫增大，压迫静脉，使血流受阻而引起的。准妈妈久站或久坐后也可能发生下肢水肿，而经卧床休息后即能消退。腿部水肿的准妈妈可多吃鲤鱼、冬瓜、老鸭、赤豆、黑豆等食物。

牛肉末炒芹菜：安胎养胎，防治小腿抽筋

　　【原料】牛肉70克，芹菜200克，酱油、淀粉、料酒、葱、姜、精盐、食用油各适量。

　　【制作】用酱油、淀粉、料酒调成酱汁；将牛肉去筋膜洗净、切碎，放在拌好的酱汁中腌制几分钟；将芹菜择好，用沸水焯过并洗净切碎；将葱切成葱花；姜洗净切末。锅置火上，放食用油烧热，把葱、姜煸炒，再下牛肉末和芹菜加精盐，用大火快炒，盛出待用；把剩余的酱油和料酒倒入，搅拌后即可。

　　【功效】此品富含钙、磷、铁，孕妇常食能防治小腿抽筋，并有利于胎儿的发育。

赤豆粳米粥：清热解毒，预防下肢水肿

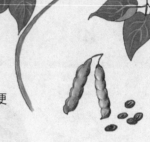

【原料】赤豆50克，粳米100克，白糖适量。

【制作】先用砂锅把赤豆煮烂，然后加入粳米煮粥，粥成后加入白糖，稍煮即可。

【功效】本品有利小便、通乳汁的功效，适宜于预防孕期水肿，包括急性肾炎、慢性肾炎、肝硬化腹水、脚气水肿、小便不利等症。

把住嘴：没烧沸的自来水不能喝

自来水中除了有对人体有益的矿物质，还有细菌、寄生虫、氯等有害物质。若不等水沸，就倒出饮用，不但会引起腹泻、腹痛，还会食入一种叫"三羟基"的致癌物质，这种物质是氯与水中残留的有机物相互作用产生的。所以，一定要待水烧沸5分钟后，灌入热水瓶中沉淀片刻再喝，若直接倒入茶杯中，也要沉淀片刻再饮，切记不要喝杯底的水。

◉做对胎教

语言胎教：故事《蚂蚁报恩》

怀孕32周，准妈妈会觉得身体负担越来越重。但是为了诞生出一个聪明健康的宝宝，胎教还要坚持哦！下面是适合怀孕32周的胎教故事。

蚂蚁报恩

在一个炎热的夏季里，有一只蚂蚁被风刮落到池塘里，危在旦夕，树上有只鸽子看到了这情景。

"好可怜噢！去帮他吧！"鸽子赶忙将叶子丢进池塘。蚂蚁爬上叶子，叶子漂到池边，蚂蚁便得救了。

"多亏鸽子的救助啊！"蚂蚁始终记得鸽子的救命之恩。过了很久，有位猎人来了，用枪瞄准树上的鸽子，但是鸽子一点儿也不知道。这时蚂蚁爬上猎人的脚，狠狠咬了一口。

"哎呀！好痛啊！"猎人一痛，就把子弹打歪了，使得鸽子逃过一劫，并且蚂蚁也报答了鸽子的救命之恩。

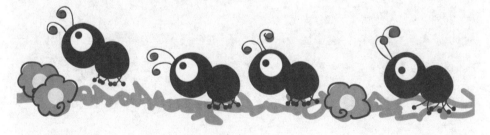

怡情胎教：丰富自己的精神生活

准妈妈在孕期不仅要有健康的妊娠生活，还要适当丰富自己的精神生活。日常除了听音乐外，还可以画画、观看艺术表演，通过感受这些美好的行为来增加准妈妈的情趣，丰富美的内涵，陶冶情操。还可以预先设计制作一些胎儿出生时的用品，如自己缝制小玩具等，在一针一线的缝制中，提高艺术修养，培养与腹中宝宝的感情，给胎儿以有益的影响。

而准爸爸在为即将做爸爸而欣喜的同时，切莫忘记了胎教责任，毕竟宝宝是夫妻爱情的结晶，胎教自然也要双方共同承担。准爸爸要鼓励准妈妈加强"专业"学习，多看一些怀孕、育儿方面的书籍，有条件的话还应陪同准妈妈去参加育儿培训班。这对提高胎教质量，促进胎儿健康成长有着莫大的帮助。

运动胎教：宜坚持散步

孕晚期尽管有种种运动禁忌，但带着胎儿散步仍然是值得推崇的运动。散步时，准妈妈心情应该充分放松，将自己的所见所想讲给胎儿听，这不失为一种良好的胎教方式。

值得注意的是，准妈妈散步一定要避开空气污浊的地方，如闹市区、集市以及交通要道，因为在这种地方散步，不仅起不到应有的作用，反而会对准妈妈和胎儿的健康有害。在散步期间，如果你发现自己的阴道流出了水样物，或是发生了出血，同时伴随腹痛，请注意：这些症状都属于早产的征兆，应立即停止运动，马上去医院接受检查。

第33周：胎儿头下沉并压入子宫颈

怀孕第33周，大多数宝宝的胎位已经是头位了，即头在下，臀部在上。并且宝宝的头可能在今后的6周里下沉至骨盆并开始压入子宫颈。这个姿势不仅为出生做准备，还可以使血流至他正在发育的脑部。

● 保健细节

胎儿容易出现脐带绕颈现象

在怀孕第33周，胎儿容易出现脐带绕颈现象。由于胎儿在宫内有活动的空间，脐带像绳索悬浮于宫内，在活动时将胎儿颈部、肢体进行缠绕，如缠绕过紧，可发生胎死宫内，如脐带较长，轻微缠绕则对胎儿无影响。胎儿出现脐带绕颈后，准妈妈不必过于担心，可以通过数胎动自行来判断胎儿的情况，若不符合规律，需速去医院找医生处理。

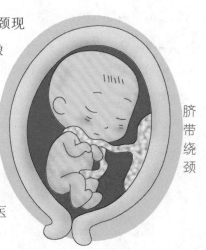

脐带绕颈

早做准备，胎膜早破怎么办

随着分娩的临近，准妈妈发生各种并发症的可能性越来越大，首要一条就是警惕准妈妈胎膜早破。下面来说说孕晚期遭遇胎膜早破该怎么办。

● 破水后的第一件事情就是抬高臀部平卧，然后在家人的陪同下尽快去医院就诊。

● 准妈妈应住院待产，密切注意胎心音变化，应绝对卧床休息，以侧卧为宜，防止脐带脱垂。

● 已临产者，均不阻止产程继续进行。若有羊膜炎，应设法及早结束分娩，不考虑孕龄。

● 若未临产，又无感染征象，胎儿已达妊娠足月可观察12～18小时。若产程仍未发动，则开始引产或根据状况做剖宫产。

孕晚期不容忽视的超声波检查

大多数胎儿异常都是随着妊娠周期增加，逐渐显现器官形态上的变化，因此孕晚期做超声波检查的意义很重大。孕晚期超声波检查的内容如下：

● 胎儿生长状况：出现子宫内生长受限的胎儿，到了怀孕后期会显现出与正常胎儿之间的生长差，可通过超声波检查得到判断。

● 胎盘位置与构造：怀孕中期胎盘占据大部分的子宫表面，虽然超声波看到胎盘位置偏低，但不见得就是前置胎盘，等到子宫逐渐扩大，孕中后期才能判定胎盘位置是否正常。

● 羊水量多少：孕晚期检查出羊水量太多或太少，都有可能是胎儿异常的一种警告讯息。

● 若发现胎位不正应及早设法矫正。

● 观察是否有脐带绕颈情况。

●营养保健

煮夫当家：补充维生素B₁、维生素C

待产妈妈必须补充各类维生素，尤其以维生素B₁和维生素C最为重要。如果维生素B₁不足，易引起准妈妈呕吐、倦怠、体乏，使产程延长，分娩困难。维生素B₁多存在于粗谷物食物的谷皮中，在黄豆、绿豆、肉类等食物中含量较高。

奶油白菜汤：促进动物蛋白的吸收

【原料】白菜400克，牛奶75毫升，高汤300毫升，植物油、葱、姜、精盐、味精各适量。

【制作】将白菜取下叶片，洗净，用手撕碎；葱、姜分别洗干净，均切成末。将炒锅置火上，倒植物油烧热，下入葱、姜爆香，放入高汤、精盐、味精及白菜叶，待开锅后加入牛奶，汤再次煮沸后食用即可。

【功效】白菜含有多种维生素和矿物质，具有较高的营养价值，可预防乳腺癌的发生，促进孕期动物蛋白的吸收。

海苔牛肉：预防贫血，帮助胎儿大脑发育

【原料】芝麻30克，海苔60克，牛肉100克，香油、精盐、味精各适量。

【制作】牛肉洗干净，整体放入锅内，加水，用小火烧至酥烂，捞起冷却后切片；将牛肉片放入容器内，加芝麻、香油、精盐、味精调味，拌匀后装

盘，在牛肉上撒上撕碎的海苔即可。

【功效】牛肉含有丰富的铁，能有效地预防贫血；海苔的蛋白质含量较高，矿物质和维生素的含量极为丰富，并且含有能帮助胎儿大脑发育的不饱和脂肪酸。

把住嘴：忌过多服用鱼肝油

鱼肝油富含维生素A和维生素D，许多准妈妈认为鱼肝油属滋补药，对胎儿的成长有益，于是便在孕期服用大量的鱼肝油，殊不知过多服用鱼肝油，会导致胎儿畸形。因为长期大量食用鱼肝油和含钙食品，会引起食欲减退、皮肤瘙痒、毛发脱落、感觉过敏、眼球突出、血中凝血酶原不足及维生素C代谢障碍等。同时，血中钙浓度过高，会出现肌肉软弱无力、呕吐和心律失常等，这些对胎儿生长都是没有好处的。

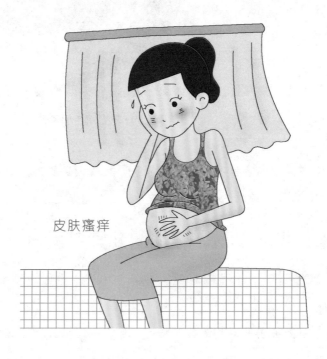

皮肤瘙痒

●做对胎教

语言胎教：讲故事《狒狒的雨伞》

进入了孕33周，这时候的宝宝除了视神经和视网膜尚未发育成熟外，其他的基本发育完全，准妈妈们要把胎教进行到底。此时建议准妈妈为胎儿讲述《狒狒的雨伞》，给未出世的宝宝提个醒，人生路上，听取别人的建议很重要，可也要想想是否适合自己，不能不加分辨，盲目听取。

狒狒的雨伞

狒狒撑着一把雨伞在树林中散步，路上碰见了长臂猿。

长臂猿非常热情地同它打着招呼："你好啊！狒狒！好些天没见到你了，身体好吧？哟！这么大晴的天儿怎么打伞哪？"

狒狒回答说："我挺好的。我是为了防备下雨才拿的伞，可现在我躲在伞下享受不到明媚的阳光。"长臂猿告诉它："你在伞上挖个洞，阳光不就照到身上了吗？"狒狒果然照办了，温暖的阳光照在身上好舒服啊。

可是不一会儿倾盆大雨就落了下来，举着伞的狒狒和没拿伞的长臂猿顿时都被浇成了落汤鸡。

抚摸胎教：给胎儿爱的抚慰

妊娠9个月后期，由于胎儿的进一步发育，用手在准妈妈的腹壁上便能清楚地触到胎儿的头部、背部和四肢。可以轻轻地抚摸胎儿的头部，有规律地来回抚摸胎儿的背部，也可以轻轻地抚摸胎儿的四肢。当胎儿可以感受到触摸的刺激后，会做出相应的反应。触摸顺序可由头部开始，然后沿背部到臀部至肢体，要轻柔有序，这样有利于胎儿感觉系统、神经系统及大脑的发育。

抚摸胎教最好选择在21时左右进行，每次5～10分钟。在触摸时要注意胎儿的反应，如果胎儿是轻轻地蠕动，说明可以继续进行；如果胎儿用力蹬腿，说明你抚摸得不舒服，胎儿不高兴，就要停下来。另外，还要记下每次胎儿的反应情况。

运动胎教：学习一套待产操

分娩时宫缩的阵痛会使准妈妈难以忍受，心里也很恐惧，身心备受煎熬。如果采取一些恰当的运动，可以帮助产妇缓解产痛，有助于顺利渡过分娩关。

❀ 跪姿

准妈妈先跪在瑜伽垫上，然后将身体前倾，轻松自然地趴在产球上。

功效：这个姿势可以使准妈妈的背部肌肉得到放松，改善待产时的腰酸背痛。

❀ 腿伸直

准妈妈先坐在产球上，挺直腰部，然后将左腿伸直数秒，收回左腿后再伸直右腿，交替练习，准爸爸站在身后扶住准妈妈。

功效：伸直双腿的动作可增加大腿内侧的肌力，使分娩更加顺利。

❀ 斜靠产球

准妈妈自然站立，腰背部斜靠着产球。准爸爸可陪伴于准妈妈身边，给予安抚与支持。

功效：这个动作能帮助准妈妈有效缓解腰酸，也是进行背部按摩的良好姿势之一。

❀ 坐姿

准爸爸站在准妈妈的身后，扶住准妈妈让她坐在产球上，坐稳后挺直腰部，准妈妈可有节奏地、轻微地左右摇摆。

功效：左右摇摆的动作可以加速产程的进行。

进入了孕34周，准妈妈终于可以放下心来，因为宝宝已经脱离了早产带来的危险。即使出现了早产，在这个阶段出生的宝宝99%都能够在子宫外成活。

● 保健细节

做一次详细的B超

到了孕34周时，建议你做一次详细的B超，以评估胎儿此时的体重及发育状况（例如：罹患子痫前症的胎儿，看起来都会较为娇小），并预估胎儿至足月生产时的重量。孕36周之后到出生之前至少还要做一次黑白B超监测。其目的为：

- 看胎儿的头、腹围、四肢骨径线。
- 看胎盘会不会过早老化。
- 看羊水量。
- 胎儿脐带血流参数检查。

监测胎儿，要进行骨盆测量

为了防止由于骨盆过于狭窄而引起难产，在妊娠末期，准妈妈应去医院进行骨盆测量，主要是测量准妈妈骨盆入口和出口的大小。若入口过小，宝宝的头部无法正常入盆，此种情况下产妇就没有经阴道分娩的可能，一般都是进行剖宫产结束分娩。若出口过小，将无法使胎儿的头部顺利通过，这在医学上称为骨盆狭窄。出现这种情况时，考虑到胎儿和产妇的安全，应当实施剖宫产手术。

勿久站，适当活动别间断

妊娠晚期，长时间站立可使背部肌肉负担过重，造成腰肌疲劳而发生腰背痛，故应避免久站。但有不少准妈妈怕宝宝出现早产，在孕34周以后往往会整天躺在床上养胎。实际上，这样的做法不仅对宝宝顺利出生没有帮助，而且会造成准妈妈因缺乏锻炼，在生产过程中出现体力不支。只要医生检查宝宝生长情况正常，准妈妈还是可做些能帮助顺产的活动，为生产做好充分的身体准备。

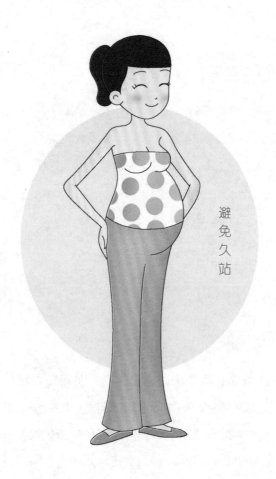

避免久站

●营养保健

煮夫当家：饮食卫生，食物多样化

这一段时间的饮食卫生尤其重要，因为随时都有可能分娩。如果因饮食不当造成准妈妈出现其他疾病，如肠炎、肝炎等，那么无疑是雪上加霜，会影响分娩和产后妈妈及宝宝的健康。这一时期的营养原则为：食物多样化、量适当、质量高、易消化、低盐、低脂。还应多晒太阳，有利于钙的吸收。

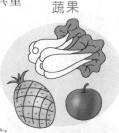

蔬果　鱼肉蛋　阳光　食物多样化

麦芽瘦肉汤：补充营养，帮助缓解疲劳

【原料】麦芽、猪瘦肉各100克，蜜枣20克，精盐适量。

【制作】麦芽用锅炒至微黄；将蜜枣洗净；猪瘦肉洗净，切成片。将蜜枣、炒麦芽放入砂锅中，加清水用小火煮45分钟；再将猪肉放入，转大火将猪肉煮熟，出锅前放精盐调味即可。

【功效】本汤含有丰富的B族维生素、叶酸和磷脂，在一定程度上能帮助准妈妈解除疲劳。

黑芝麻百合：清热解毒，促进胎儿大脑发育

【原料】鲜百合150克，黑芝麻酱、植物油、精盐、味精各适量。

【制作】将鲜百合剥开，洗干净待用。锅烧热，倒入少许植物油，放入

鲜百合翻炒，至五成熟时放入黑芝麻酱共同翻炒，加精盐、味精等调味，炒熟后食用即可。

【功效】芝麻中含有丰富的不饱和脂肪酸，有利于胎儿大脑的发育；百合具有清热解毒的作用，尤其适合内热较重的孕妇食用。

把住嘴：牛奶菠菜不要一起吃

牛奶和菠菜一起吃，很容易发生腹泻。因为牛奶中含丰富的蛋白质和钙，菠菜中富含草酸，若二者同食，易形成不溶于水的草酸钙，不但妨碍了钙的吸收，久而久之还易形成结石，并发结石病，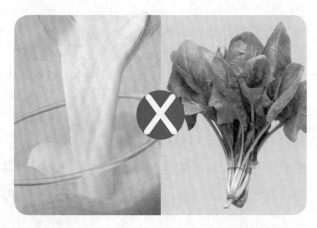损害准妈妈的身体健康。准妈妈患病后需药物治疗，这也会危及胎儿的生命安全。

●做对胎教

语言胎教：故事《小灰狼》

怀孕到了34周，离预产期又近了一步。准妈妈一定很着急看到腹部里的宝宝吧！不过千万要谨记，为了宝宝的将来，准妈妈要静下心来继续胎教。下面的《小灰狼》是适合怀孕34周的胎教故事。

小灰狼

小灰狼和狼妈妈住在一栋快要倒塌的房子里，房子的屋顶和墙壁上有很多的破洞。

有一天，小灰狼的脚卡在地板的破洞里，他哭了起来，狼妈妈说："我受不了了！我要去买钉子和锤子回来修房子。"狼妈妈把小灰狼放进婴儿车，匆匆忙忙地上街去了。

小灰狼爬出婴儿车，爬上一座围墙，"咚"的一声掉到土堆里。猪爸爸听到院子里传来怪声，对猪妈妈说："我去院子看看，有什么东西掉到院子里。"

猪爸爸到院子一看，发现是一只受伤的小灰狼，就好心地收养了它。每天，猪爸爸陪他做运动，猪妈妈煮很多好吃的东西请他吃。小灰狼慢慢地长大了，他的衣服都快撑破了，于是猪妈妈帮他做了一件水手服。

过了几天，小灰狼不仅长高了，也长胖了。天气变得越来越热，猪爸爸在院子里挖了一个游泳池，大家在里面高高兴兴地玩水。这时狼妈妈正因小灰狼不见了，急得到处找。她来到猪爸爸家的门外，看见小灰狼正在里面高兴地玩着水，急忙按了门铃。猪妈妈知道是小灰狼的妈妈，就准备了一锅豆子汤。猪爸爸一家人跟狼妈妈谈得很投机，便邀请狼妈妈一起住下来，狼妈妈很快就答应了。

从此以后，猪爸爸一家和狼妈妈就成了一家人。

音乐胎教：倾听《天鹅湖》

本周，准妈妈可以开始和腹中宝宝共同欣赏由俄罗斯著名的作曲家、音乐教育家——柴可夫斯基所创作的《天鹅湖》。

《天鹅湖》被人们称作"永远的天鹅湖"，可见其在人们心目中的位置。该曲音乐性格鲜明，既保留了传统芭蕾音乐的典雅、优美风格，又有创造性表现，含丰富的交响乐，把古典舞、现代舞甚至哑剧连接发展为一个严密的整体，富有情节性，每场音乐对场景的描写极为完美，对戏剧矛盾震动以及每个角色性格和内心的刻画非常到位，因此被评价为"首次将舞蹈作品赋予音乐灵魂"。

如果准妈妈经常倾听悦耳怡人的《天鹅湖》，能促进母体分泌出一些有益于健康的物质。还能有效刺激胎儿的听觉神经器官，使之与母体的身体节奏产生共鸣，进而影响到胎儿全身各器官的活动。

光照胎教：让胎儿感受光线强弱

孕9月，如果准妈妈用强光照射腹部，胎儿会为了避免受到光线的刺激而将脸转到一旁，或闭上眼睛；若改为弱光，胎儿则会好奇地眨眨眼，还会将头部转向光源位置。只要是不太刺激的光线，都可以给予胎儿脑部适度的良性刺激。因此，准妈妈也可以利用晴朗的天气，外出散步时，穿梭在阳光与树荫中，让胎儿感受到光线强弱的对比。

离预产期越来越近了，现在每过一小时，你的宝宝就为出生做了更充足的准备。此时胎儿的两个肾脏已经发育完全，肝脏也可以自行代谢一些东西了。

◉保健细节

胎盘早剥的处理

胎盘早剥会危及母婴的生命安全。胎儿未娩出前，胎盘可能持续剥离，难以控制出血，持续时间越长，病情越严重，并发凝血功能障碍等症的可能性也越大。因此，一旦确诊，必须及时终止妊娠。根据胎次、早剥的严重程度，胎儿状况及宫口情况，从而决定是自然分娩还是剖宫产。

尿频现象巧应对

妊娠末期，由于胎头下降，压迫膀胱，导致准妈妈的尿频现象加重，这是正常生理现象。以下方法可有效缓解尿频：

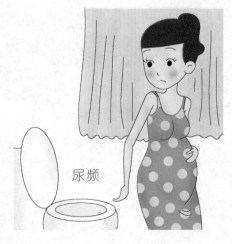

尿频

● 及时解尿，不要憋尿。

● 临睡前1～2小时内不要喝水，可以减少起夜次数。

● 如果同时伴有尿急、尿痛，则属于异常情况，应多喝开水，并去医院检查。

胃灼热巧应对

孕晚期胃灼热的主要原因是内分泌发生变化，胃酸反流，刺激食管下段的痛觉感受器引起灼热感。此外，妊娠时巨大的子宫、胎儿对胃有较大的压力，胃排空速度减慢，胃液在胃内滞留时间较长，也容易使胃酸返流到食管下段。以下方法可有效缓解胃灼热：

● 胃灼热在分娩后会自行消失，未经医生同意不要服用治疗消化不良的药物。

● 平时应在轻松的环境中慢慢进食，每次避免吃得过饱。

● 吃完饭后，慢慢地做直立的姿势，将会缓解胃灼热。

● 饭后适当散步。

● 临睡前喝一杯热牛奶，也有很好的缓解效果。

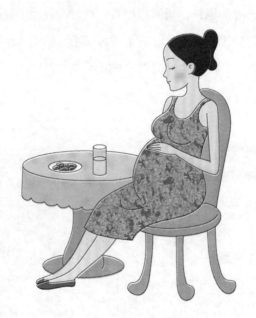

●营养保健

煮夫当家：少食多餐，摄取葡萄糖及亚油酸

即将面临着分娩，准妈妈要继续保持少食多餐的饮食习惯，并注意饮食营养。此时正是胎儿大脑发育高峰，大脑皮层增殖迅速，丰富的亚油酸可满足大脑发育所需。因此，准妈妈除了需要大量葡萄糖供胎儿迅速生长和体内糖原、脂肪储存外，还需要一定量的脂肪酸，尤其是亚油酸。

少食多餐

紫米补血粥：补血益气，健肾润肝

【原料】紫米150克，桂圆肉（干）100克，冰糖适量。

【制作】紫米以冷水浸泡1小时后沥干水备用。锅中加适量水，以大火煮开后转小火，加入紫米煮40分钟，然后加入桂圆肉煮20分钟，最后加冰糖调味即可。

【功效】此粥具有补血益气、健肾润肝、收宫滋阴之功效，特别适合孕产妇保健食用，具有非常良好的效果。

桂花板栗粥：健脾补肾，提高免疫力

【原料】板栗（去壳、皮）10粒，糯米20克，粳米100克，桂花、冰糖各适量。

【制作】糯米放入清水浸泡至米粒膨胀；板栗洗净，其中5粒切成丁，与

糯米和粳米同入锅，加入清水以大火煮开后，转小火煮约30分钟；另5粒板栗放入滚水煮熟，放入保鲜袋用菜刀拍打成碎状，加入粥再煮约20分钟；粥煮成后用冰糖和桂花调味即可。

【功效】板栗不仅营养丰富，而且对孕妇大有益处。板栗煮粥可健脾补肾，提高免疫力，促进胎儿发育，还能帮助孕妇消除水肿、缓和情绪。

菊花猪肝汤：内热较重的孕妇需补铁

【原料】猪肝80克，杭白菊、嫩姜各适量。

【制作】猪肝洗净后切片；嫩姜切丝；杭白菊洗净。坐锅点火，锅内放入清水，先将杭白菊放入锅内煮片刻，再放入猪肝和嫩姜同煮，沸腾后，用大火再煮20分钟即可。

【功效】怀孕期间基础代谢率较高，孕妇容易生内热，这款菊花猪肝汤具有清热解毒的作用，适合内热较重的孕妇补铁食用。

把住嘴：豆浆与红糖忌搭配食用

忌	豆浆与红糖一起食用，红糖中含有的有机酸易与豆浆中的蛋白质结合产生沉淀，对身体不利。
宜	豆浆+胡萝卜：豆浆与胡萝卜均富含营养素，二者搭配食用，不仅能促进人体对钙的吸收，还可增强体质，消除孕期疲劳。 豆浆+红枣：豆浆与红枣搭配同食，既可补虚益气，安神补肾，还有助于补血，预防孕晚期准妈妈贫血症状。

●做对胎教

语言胎教：故事《司马光砸缸》

离宝宝降生时间越来越近，准妈妈身体负担越来越重。关于胎教，请准妈妈为了腹部里的宝宝再坚持一下。这里为准妈妈们准备了怀孕35周的胎教故事——《司马光砸缸》。

司马光砸缸

北宋时期，有个名人叫司马光，他从小聪慧过人，砸缸救人的事情流传了千百年。

有一天，司马光和小伙伴在后院里玩耍。院子里有一口大水缸，有个小孩儿爬到缸沿上玩，一不小心，掉到缸里。缸里的水一下子就把他淹没了。

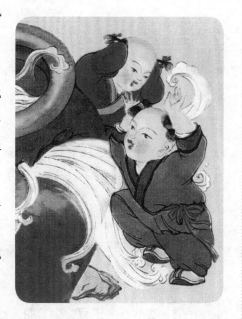

别的孩子们一见出了事，吓得边哭边喊，跑到外面向大人求救。

这个时候，司马光急中生智，从地上捡起一块大石头，使劲向水缸砸去。"砰！"水缸破了，缸里的水流了出来，被淹在水里的小孩儿也得救了。

这就是流传至今的"司马光砸缸"的故事。这起偶然的事件使小司马光出了名，京都和洛阳有人把这件事画成图画，广泛流传。

读完这个故事，告诉胎儿，在遇到困难时，不要害怕，要通过自己的聪明才智，勇敢地解决问题。

音乐胎教：唱儿歌《毛毛虫宝宝要睡觉》

胎儿虽具有听力，但毕竟只能听不能唱。准妈妈要充分发挥自己的想象，教胎儿唱一些简单的儿歌。这个方法更加充分利用了母胎之间的"感通"途径，教育效果是比较好的。下面的《毛毛虫宝宝要睡觉》可供参考。

毛毛虫宝宝要睡觉

太阳下山，星星眨眼，月亮婆婆，笑弯了腰；

毛毛虫宝宝快快睡觉。妈妈亲亲，妈妈抱抱，

妈妈呀给宝宝唱歌谣。风不再吹，云不再飘，

蓝蓝的天空，静悄悄；毛毛虫宝宝快快睡觉。

妈妈亲亲，妈妈抱抱，妈妈呀给宝宝唱歌谣。

反复轻声教唱若干遍，每唱完一句停顿几秒钟，想象着胎儿神奇地张开蓓蕾般的小嘴，跟着你的音乐和谐地"唱"起来。父母还可以选唱一些简单的乐曲。时间一长，音符刺激可以在胎儿的大脑中构成记忆，奠定后天音乐基础。

值得注意的是：在教胎儿唱儿歌时，室内应保持安静，尽量避免噪声干扰。每天教唱1~2次，每次3~5分钟。最好定时教，并拟订一个施教计划，由准妈妈准爸爸交替进行。

艺术胎教：与胎儿边说话边画画

喜欢画画的准妈妈可亲自画画并上色，画的过程中或画完后可以向胎儿说明画的内容。这一过程将会给胎儿许多有益的刺激。

绘画并非一定要求画得好，如果你心里想着是在和自己的孩子一起绘画，不管什么样的画，都会跃然纸上。最好和胎儿边对话边画画，如可以说："宝宝，和妈妈一起画幅画怎么样？今天咱们画幅风景画吧。看妈妈画得好还是宝宝画得好，比赛比赛，好吗？"

Part36　第36周：胎儿各器官完全发育成熟

孕36周时，胎儿的各器官已经完全发育成熟。准妈妈有时会感到下腹部坠胀，甚至会时时有宝宝要出来的感觉。宝宝真的要来了吗？

● 保健细节

警惕运动后的危险征兆

孕晚期，尤其是临近分娩，准妈妈在运动时要格外小心，随时注意自己身体的感觉，千万不要勉强自己。运动过程中，如果强度过大，可能造成危险时，你的身体自然会告诉你。要特别注意下列危险征兆和症状：

✿ 头晕

如果你在运动的过程中感到持续头晕，或者同时有视觉模糊、头疼或心跳过快的现象，可能是重度贫血或其他严重疾病的征兆，会影响准妈妈和胎宝宝的健康。如果休息之后仍感到头晕，请马上去医院检查。

✿ 小腿肚肿胀

运动后手脚略微发胀是正常现象，但如果你感觉小腿肚疼痛或肿胀，这就说明可能患上了血栓性静脉炎，这是一种由血凝块引起的静脉炎症。停止运动1小时之后，如果小腿的肿胀还是没有消失，请马上去医院检查。

❀ 体温突然变化

如果在运动的过程中，你的手变得又湿又凉，或者感到一阵阵忽冷忽热，这说明身体在调节体温时出现了问题，而这可能会对你的宝宝有害。当你的体温过高时，本来流向子宫的部分血液会转而流向皮肤，帮助身体降温，这会给宝宝带来危险。如果体温持续上下浮动，请马上去医院检查。

❀ 胸腹部反复出现尖锐疼痛

出现这种情况，可能仅仅是韧带拉伸引起的。不过，也可能是发生了宫缩，尤其是这种疼痛出现的时间间隔差不多长，而且反复出现时，就更有可能是宫缩。这时候医生可能需要利用胎心监测仪来判断你是否即将临产。如果出现这种疼痛，请马上去医院检查，如果情况紧急就看急诊。

防止孕晚期阴道出血

准妈妈在孕晚期如有前置胎盘或胎盘早剥的现象，通常会突然出现阴道大量出血。此外，子宫颈长息肉或是癌症的发生，也会出现阴道流血现象，应及时就医。入院后，医生先要检查胎儿的心跳是否存在。如果心跳仍在，只是有所减弱，可能要立即将胎儿产下。

做分娩时的辅助动作练习

为了减轻分娩时的疼痛，准妈妈可在这个月持续学习分娩时的辅助动作，如腹式呼吸。其是指肩膀自然放平，仰卧床上，两脚自然放松，把手轻轻地放在腹部，不断地进行深呼吸。其方法是：先把气全部呼出，然后慢慢地吸气，使肚子膨大起来，在气吸足后，屏住呼吸，全身放松，然后将气慢慢地呼出。每5～6秒钟1次。这种方法可在分娩开始时，孕妇感到有宫缩及阵痛出现时进行。

◉营养保健

煮夫当家：为顺利分娩积蓄能量

越临近预产期，准妈妈腹部越大，难以找到合适的睡眠姿势，进而会影响睡眠质量。合理安排饮食，可以让准妈妈睡得更香。同时，良好的饮食还可以帮助准妈妈积蓄能量，更有益于顺利分娩。

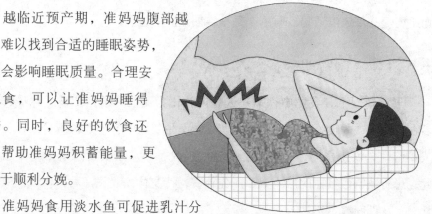

准妈妈食用淡水鱼可促进乳汁分泌，可以为宝宝准备营养充足的初乳；牛奶不可少，也可在牛奶中添加些蜂蜜，利尿通便，帮助睡眠。

清炖牛肉：益气强骨，补充多种维生素

【原料】牛肋条肉500克，青蒜丝5克，植物油、料酒、胡椒粉、葱段、姜块、精盐、味精各适量。

【制作】牛肋条肉洗净，切成小方块，放入沸水锅内氽一下，捞出放入清水内漂清。炒锅置大火上，放入植物油烧热，下牛肉块、葱段、姜块煸透，倒入砂锅内，加清水（以漫过牛肉为度）、料酒，盖锅盖，开锅后用小火炖至牛肉酥烂时，加入精盐、味精、胡椒粉，盛入汤碗内，撒入青蒜丝即可。

【功效】此菜含有丰富的蛋白质、脂肪和钙、磷、铁、锌、维生素E等，具有补脾胃、益气血、除湿气、消水肿、强筋骨等作用。

酸辣冬瓜汤：消暑利尿，孕晚期消肿佳品

【原料】冬瓜300克，香菜5克，精盐、味精、醋、胡椒粉各适量。

【制作】冬瓜去掉皮切成块，放入锅中，加精盐、味精煮汤；香菜择洗干净，切成末备用；上桌前撒入香菜末、胡椒粉，浇上醋食用即可。

【功效】冬瓜含有多种维生素和人体必需的微量元素，可调节人体的代谢平衡。冬瓜还能消暑、利尿，是孕晚期消肿的佳品。

把住嘴：缺铁性贫血准妈妈慎饮牛奶

通常情况下，食物中铁需在人体内转化为亚铁离子才能被人体吸收，但若在吃富含铁的食物同时还喝了牛奶，那么牛奶中的钙与亚铁离子结合，易形成不溶性含铁化合物，这样就影响铁的吸收，不利于贫血患者恢复健康。因此，患有缺铁性贫血的准妈妈，应先补铁，待身体恢复正常后，再饮用牛奶。切忌补铁期间饮牛奶。

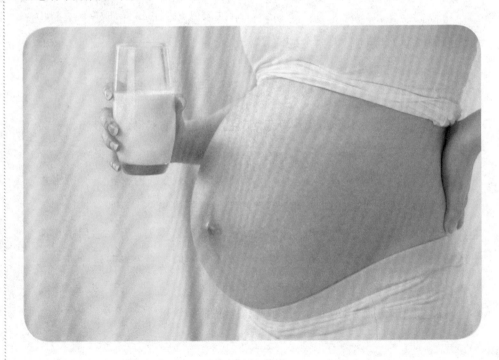

●做对胎教

语言胎教：故事《悬崖下的狼》

孕36周的胎儿身体上所有的器官都已经发育完成，这时候的准妈妈可以更加放心地进行胎教。这里为准妈妈及胎儿献上胎教故事《悬崖下的狼》。

悬崖下的狼

在很高的悬崖上，有两只小羊在那儿玩。有只饥肠辘辘的狼，突然眼睛往上瞧。

狼环视附近后想了想，这么高的悬崖，不管从什么地方都不可能爬上去的。

因此，狼用温柔而低沉的声音对两只小羊说："可爱的孩子们呀！在那种地方玩很危险的哦，快下来呀！下面长了许多柔嫩好吃的草喔！"

但是，小羊因为常听到关于狼的可怕事情，所以说："狼伯伯，谢谢你的好意，可我们下不去。如果我们下去了，在还没有吃到嫩草之前，可能就被你给吃掉了！"

"什么！真是聪明又可恶的孩子！"狼见自己的阴谋诡计没有得逞，非常生气地说。

读完这则故事，告诉胎儿：任何时候，我们都不要被坏人的甜言蜜语所迷惑，一定要识破坏人的谎言，正确地保护自己。

环境胎教：为胎儿布置温馨小窝

临近分娩，宝宝很快就要面世了，应该及早为宝宝营造一个温馨的小窝。在为宝宝布置房间时，有很多小细节需要注意。

●婴儿床：木制，内设可拆卸摇篮、蚊帐；围栏高度要大于60厘米，防止宝宝较大时翻越摔伤；各活动连接处螺栓牢固，不易被摇晃导致松动脱落；最好在宝宝出生前就准备好，放在通风处吹散油漆味道。

● 床垫：为使宝宝的脊椎正常发育，不宜太软，稍硬一点的较好。

● 被子：被面和里子均为棉制，厚薄适中，大、中、小各一床。

● 垫被：两床，以备换洗。

● 毛巾被、床单：两条以上，棉制，吸湿性强。

● 枕头：一般来说，婴儿的小枕头的宽度要与头长度相等，而大枕头的长度，应该与他的肩宽相同。枕头的高度只需在3～4厘米就可以了。由于婴儿出汗多，做枕头的材料应该是吸汗、通气的，如外面是纯棉软布的，里面可以填充荞麦皮、茶叶、菊花等。

新生儿最好住在向阳、保暖、噪声小、通气好的房间内。温度以18～22℃为宜，湿度应保持在50%左右。不论春夏秋冬，只要天气晴朗，就应每天定时开窗通风30分钟，保持空气清新。同时，还要合理摆放家用电器，如洗衣机、吸排油烟机和换气扇等均应放在厨房、卫生间，并且做好儿童房的隔音。

游戏胎教：与胎儿做踢腿游戏

孕9个月的胎儿四肢运动能力发达，此时你不妨与胎儿一起做做踢腿游戏。

具体的做法：先轻轻抚摸腹部，与胎儿沟通一下信息，当胎儿用小手或小脚给予"回敬"时，准妈妈可以轻轻拍打被踢或被推的部位，然后等待胎儿再一次踢打自己的腹部。一般等1～2分钟后胎儿会再踢，这时再轻拍几下，接着停下来，如果你拍的位置变了，胎儿会向你改变的位置再踢。必须注意改拍位置离原胎动的位置不要太远，游戏时间也不宜过长，一般每次5分钟左右即可。

进行这种胎教的准妈妈，她们所生下的孩子，在听、说和使用语言技巧方面都比别的孩子要强，并且出生后坐、立、行学得比一般孩子要快些。

胎儿这时的头发已经长得又黑又密了，但是不必对宝宝头发的颜色或疏密过多地担心，宝宝在出生后随着营养的补充，头发自然会变得浓密光亮。

● 保健细节

从现在开始，每周做一次产检

越到临产，检查应该越频繁，大约每周1次。这时候准妈妈的心要细致再细致，密切观察，随时注意自己的身体有什么"风吹草动"。

从怀孕第35周开始，准妈妈每周要做1次胎心监护，借助仪器记录下瞬间的胎儿心率的变化，这是了解胎动、宫缩时胎心反应的依据。如果准妈妈患有某种疾病，最好从怀孕第28～30周开始做胎心监护。

为自己拍摄孕妇照

孕期这个特殊的时期即将过去，经历过怀胎10月，准妈妈也会更加懂得"妈妈"这个词的含义。这段女性特殊而短暂的经历，无论你是夏天穿着孕妇裙，还是冬天穿着背带裤裹得严严实实，都别忘了留影作为纪念，留给你自己、给你的宝宝、给你的亲朋好友未来欣赏，都将会意味无穷。

认识分娩的四个最明显特征

进入37周以后，你可要随时做好分娩的准备，因为在预产期之前的两周内，随时可能生产。此时及以后的日子，你应该和丈夫一起为分娩做准备了，了解分娩的征兆，以免到时手忙脚乱。分娩的征兆有以下几个最明显的特征：

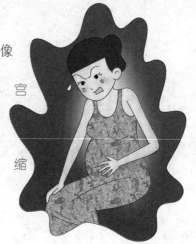

宫

缩

❋ 宫缩——最有力的证据

子宫收缩（常简称为宫缩），开始时好像是钝性背痛，或者刺痛，向下放射到大腿。随着时间的进展，宫缩可能发生在腹部，更像剧烈的周期性疼痛。当宫缩好像已经规律时就记录其时间，如果你认为自己已临产，可打电话给医院或助产士。

❋ 羊膜破裂——马上去医院

立刻打电话给医院或助产士。即使你没有任何宫缩也需要去医院，因为羊膜破裂后有感染的危险。

❋ 见红——不要太着急

妊娠期内，黏稠的、带有血迹的黏液栓子会堵塞子宫颈，在分娩开始前或进入分娩早期阶段时，栓子会从阴道清除出来。以上情况可能发生在分娩开始的前几日，所以要等待，直到腹部或背部出现有规律的疼痛时再打电话给医院或助产士。

❋ 辨别假象——假性宫缩

妊娠最后3个月，子宫出现间歇性收缩，这种宫缩有时变得较强烈，而你可能误认为已进入临产。但是，真正的分娩宫缩发生得很有规律，并且逐渐增强，也更加频繁，所以你应该能够加以辨别。

●营养保健

煮夫当家：多吃含铁的蔬菜、水果

越是快临产了，准妈妈的胃肠就越容易受到压迫，可能会出现便秘或腹泻的症状。因此，准妈妈应该多吃些含铁的蔬菜和新鲜的水果，如菠菜、紫菜、芹菜、海带、黑木耳、樱桃、桂圆等，这样可以补充各种丰富的微量元素和其他对身体有益的物质。

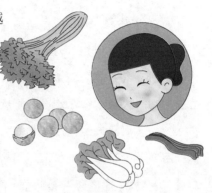

陈皮白糖海带粥：临产食之，能积蓄体力

【原料】水发海带、粳米各100克，陈皮、白糖各适量。

【制作】将海带切成碎末；陈皮用清水浸透，清洗干净，待用；粳米淘洗干净，直接放入锅内，加水适量，置于火上，煮沸后加入陈皮、海带，并不时地搅动，用小火煮至粥成，再加白糖调味即可。

【功效】本品补气养血，清热利水，安神健身。孕妇临产食之，能积蓄体力，有足够力气完成分娩过程。

糖醋参鱿片：益气养血，有益于养胎保胎

【原料】香菇2朵，红辣椒1个，海参、鱿鱼各150克，胡萝卜、蒜苗各60克，食用油、葱、姜、酱油、米酒、醋、淀粉、黑胡椒粉各适量。

【制作】海参洗净，切块，去肠泥，放入沸水氽烫；香菇泡软，去蒂，切成块；鱿鱼洗净，切片，三者放入碗中加酱油腌渍约1小时。锅置火上，放食用油爆香调料，放入腌渍的海参、鱿鱼、香菇大火快炒，加入蒜苗及胡萝卜续炒，再以淀粉勾芡，撒上黑胡椒粉盛出即可。

【功效】香菇富有蛋白质、膳食纤维和钙、磷、铁，热量低，可去除血中的胆固醇，并预防高血压；海参能够补肾、益气、养血，对孕妇有养胎、保胎的功效。

胡萝卜牛骨汤：下气宽中，促进胎儿生长发育

【原料】牛骨1000克，胡萝卜500克，番茄、花椰菜各200克，洋葱1个，黑胡椒5粒，植物油、精盐各适量。

【制作】将牛骨洗净，剁成大块，放入沸水中煮5分钟，取出冲净；胡萝卜去皮，切成大块；番茄洗净，切成块；花椰菜、洋葱洗净，均切成同胡萝卜一样大的块。锅置火上，放植物油，油热放洋葱炒香，注入适量水煮沸，加入牛骨、胡萝卜、花椰菜、番茄、黑胡椒煮3小时，放精盐调味即可。

【功效】牛骨含有丰富的钙、磷，而骨髓又有大量磷脂，对孕妇补肾壮骨，对胎儿有利于大脑及骨骼的生长发育。再加胡萝卜，可起到下气宽中的作用，特别适合孕晚期妇女食用。

把住嘴：限量吃西瓜

每天吃水果不宜超过250克，尤其要限量吃西瓜。适量吃西瓜可以利尿，可吃太多容易造成孕妇脱水。胎动不安和胎漏下血（有早产症状者）更要忌吃。而且西瓜含糖量较高，吃多了容易导致妊娠糖尿病。

◉做对胎教

语言胎教：故事《熟能生巧》

胎宝宝的适应能力很强，接下来的日子里，他会逐渐熟悉母腹内的环境，并在这里练习本领。胎宝宝每天学习、锻炼，要将本领练习得更精巧。下面推荐一则胎教故事《熟能生巧》。

熟能生巧

北宋有个射箭能手叫陈尧咨。一天，他在家练箭，十中八九，旁观者拍手称绝，陈尧咨自己也很得意，但观众中有个卖油的老翁只略微点头，不以为然。

陈尧咨很不高兴地问老翁："你会射箭吗？你看我射得怎样？"老头很干脆地回答："我不会射箭。你射得可以，但并没有什么奥妙，只是手法熟练而已。"

在陈尧咨追问老翁有啥本领后，老翁把一个铜钱盖在一个盛油的葫芦口，取勺油高高地倒向钱眼，全勺油倒光，未见铜钱眼外沾有一滴油。老头对陈尧咨说："我也没什么奥妙的地方，只不过手法熟练而已。"

陈尧咨羞愧极了，再也不到处炫耀箭术了。

熟能生巧，巧能生精，即练习造就完美，熟练才能精通。告诉胎儿："做任何事情都要专注，现在你的主要任务是健康地成长，等你长大后，就要发挥自己的专长，练就一身好本领。"

音乐胎教：倾听《让世界充满爱》

临近分娩的胎儿肌肉发达，头骨已经很硬了，身体的大多数功能都在发挥作用，他倾听着、感觉着这个世界。本周多听听《让世界充满爱》是一种很好的享受。

在钢琴声中，歌声响起："轻轻地捧着你的脸，为你把眼泪擦干，这颗心永远属于你，告诉我不再孤单。"天使般优美的声音如一道圣洁的轨迹，徐徐划过你的心灵。

电子音乐细微的音响摇曳着，盘旋着，你的卧室在这种音响作用下充满了溟蒙的雾气，四下弥漫着。随着附加音和主和弦，雾气在稀疏透亮。你的视线投向窗外，投向遥远的地平线！在橘红色的天幕下，广阔的原野上，升起一轮金红色的太阳，而你心中的晨阳——胎儿，也在此时升起（成长），多么迷人的时候……"哦，一年又一年……我们走向明天！"

挺拔高亢、气息宽广的旋律与富有号召力歌词的感召，给你的是一种怎样的遐想！回顾岁月，人类历史正是在这"一年又一年"的繁衍中从蒙昧走向开化，从野蛮走向文明。年轻的准妈妈，你不也在期待着明天吗？明天是多么的迷人，明天将有一个天使诞生，明天你将向世界贡献一份厚礼！这就是你——母亲的伟大！在这优美的旋律之中，年轻的准妈妈，你是否感到满足？歌词、音乐、母亲的心，水乳交融成一个整体。

想象胎教：做一做意念顺产法

研究证实，准妈妈的顺产意念能够转化、渗透在胎儿的身心感受之中。同时，母亲在为胎儿形象作构想时，情绪能达到最佳的状态，还能促进体内具有美容作用的激素增多，使胎儿面部器官的结构组合及皮肤的发育良好。

方法如下：摆出舒服的姿势让身体放松，听着舒缓的音乐或者沉浸在美好的回忆里，在心里祈求平安和顺产，然后想象最令人愉悦和安定的场景。接着慢慢坐下来，放松呼吸。坐下后腰部挺直伸展，两腿盘起，双手自然放膝盖上，然后深呼吸。将深深吸入的空气聚集在肚脐下面，然后慢慢呼出去，如此反复，效果会加倍。

Part38 第38周：胎儿的头已经完全入盆

到了怀孕第38周，准妈妈已经进入了临盆待产的关键时刻。此时胎儿的头已经完全入盆，他的头在你的骨盆腔内摇摆，周围有骨盆的骨架保护，很安全。

●保健细节

发生急产时怎么办

如果在非医疗场所发生急产，来不及去医院时，准妈妈及家人要谨记以下几点：

● 准妈妈不要用力屏气，要张口呼吸。

● 因地制宜准备接生用具，包括干净的布、用打火机烧过消毒的剪刀、酒精等。

● 婴儿头部露出时，用双手托住头部，但是不能硬拉或扭动。当婴儿肩部露出时，用两手托着头和身体，慢慢地向外提出。

● 婴儿出生后，用干净柔软的布擦净其口鼻内羊水。将胎盘放在高于婴儿或与婴儿高度相同的地方，然后尽快将产妇和婴儿送往医院。

提前了解分娩时可能遇到的尴尬事

提前告诉准妈妈产房里可能遇到的一些尴尬事，并不是为了让准妈妈紧张和难堪，只是想让准妈妈事先有个思想准备。当这些事情发生的时候，知道一切都很正常。

尴尬1：可能是男医生接生

遇到男医生接生有时不可避免，几乎大部分准妈妈都会觉得非常难为情。但在医生眼里，这些是工作，是一件严肃的事，也习以为常，他们只会以专业的角度看待准妈妈，而准妈妈要尽快调整心态。

尴尬2：你会被脱光

进入手术室前，护士会为准妈妈做"备皮"，即在腹部和大腿上部涂上肥皂液。为了方便，护士通常会要求准妈妈脱掉裤子，直至手术完成。

尴尬3：你会被插尿管

医生为顺产准妈妈插尿管是因为生产过程中，准妈妈的膀胱受到压迫，功能暂时丧失，而又不能及时恢复，无法及时排尿。这是为了帮助准妈妈及时排尿才采用的方式。

尴尬4：你会被剃阴毛

分娩过程中剃除阴毛的程序叫作会阴备皮。除去阴毛后，医生才方便对顺产的准妈妈进行会阴伤口的消毒、缝合。剃除阴毛还有利于清洁会阴，是一个良好的卫生方法。

尴尬5：会制造一些杂音

胎儿降生过程中会促使一些气体和大便从肛门被迫排出，通俗地说，你可能会在产床上放屁或大便，尤其是进行麻醉后，由于括约肌丧失知觉，这种情况更有可能发生。如果真的发生了这样的事，准妈妈也不用感到难堪不好意思，这只是人体器官一种正常的运行。

准备入院待产包

● 保健卡、孕妇健康手册、准生证、身份证及挂号证。

● 两件前开口的睡衣、一件长袍和一双拖鞋。

● 长条卫生纸5～10包、两包超长卫生巾和几条换洗内裤。可根据自身需要选购合身的哺乳胸罩和一次性乳垫、洗浴用品包。

● 准备好碗、吸管、水杯等餐具；准备脸盆、毛巾等洗浴用品；准备一只极柔软的牙刷，避免分娩后刷牙对牙齿造成伤害。

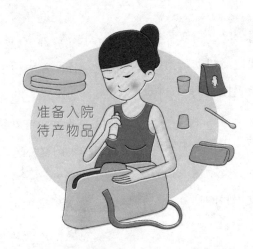

准备入院待产物品

●营养保健

煮夫当家：多吃富含蛋白质的食物

为了储备分娩时消耗的热量，准妈妈应该多吃富含蛋白质的食物。另外，在这个月里，由于胎儿的生长发育已经基本成熟，若准妈妈还在服用钙剂和鱼肝油的话，应该立刻停止，以免加重代谢负担。

核桃仁米糊：营养丰富，临产前食用

【原料】牛奶250毫升，核桃仁50克，糯米200克，红枣、白糖各适量。

【制作】将核桃仁用沸水泡一会儿，取出剥去仁皮，洗净，捣碎成末；糯米淘洗干净捣碎；红枣浸泡，剥去外皮，去核捣碎。锅内加水，放入核桃仁、糯米、枣末，烧沸煮粥，加入牛奶，将熟时再加入白糖，煮至完全熟时，装入碗中食用即可。

【功效】此品含有较多的铁、钙、磷和维生素，营养丰富，且可为人体补水、补铁，适合临产妇女食用。

香菇豆腐汤：补充人体所需的营养素

【原料】干香菇、鲜笋肉各25克，豆腐400克，黄豆汤750毫升，花生油、香油、淀粉、葱花、精盐、胡椒粉各适量。

【制作】把干香菇洗干净，用温水泡发，去蒂切成丝；豆腐切成小块状；鲜笋肉切成片，放入热油锅中迅速翻炒，盛出备用。将锅放置火上，倒入黄豆汤烧沸，加入香菇丝、豆腐丁、鲜笋片、精盐、胡椒粉，撇去浮沫，用淀粉勾芡，淋香油，撒上葱花食用即可。

【功效】此汤清香味美，鲜而不腻，能补充人体所需的营养素，适合孕晚期的准妈妈食用。

把住嘴：不要将水果当饭吃

有些准妈妈信奉"多吃水果，孩子将来皮肤好"，因此为了生一个健康、漂亮、皮肤白净的宝宝，几乎把水果当饭吃，有的甚至一天吃掉两三千克，这种饮食方式是极不科学的。

专家研究表明，准妈妈适量多吃一些水果是有好处的，但吃得过多极易造成热量积聚，导致肥胖等疾病。近年来，准妈妈因暴食水果而引发妊娠糖尿病的例子屡见不鲜。准妈妈在怀孕期间体重增加12.5千克左右属于正常，如过量摄取糖分，将使准妈妈的体重超标、胎宝宝过大，分娩时容易发生大出血。超重的准妈妈，产后体形也很难恢复。

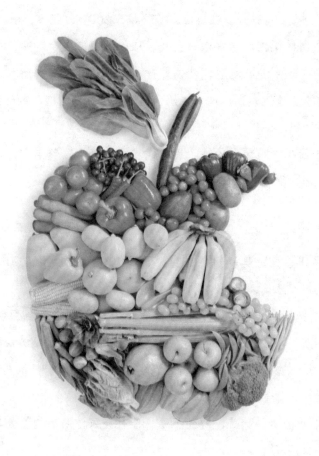

●做对胎教

想象胎教：写下对宝宝的期待

对宝宝的期待记述在胎教日记里，不仅能给宝宝以信心，让宝宝愉快地降生，同时也会增强准妈妈自身的分娩信心，调节分娩心理。

妊娠日记，留下美好回忆

胎教日记里的期待内容越详细越好，可以介绍一下和睦幸福的大家庭成员，告诉宝宝所有的家人都会爱他、保护他，会给他以安全和保障，父亲母亲在热切地等待他的安全降临；可以给宝宝讲一讲他将看到的这个大千世界，告诉宝宝出生后该做的事。

在写下这些期待时，想着孩子正如你期待的那样，长得活泼可爱、懂得关心别人、怀着一颗感恩的心等。这种潜意识里的期待就一定能让胎儿感受到，从而对他的大脑发育起到很好的促进作用。在宝宝出生后，把你的期待融入到对宝宝的教育计划中去，让他能够在各方面都有优异的表现。

音乐胎教：唱儿歌《生活多美好》

准妈妈此时千万不要放弃对胎儿的音乐胎教，每天进行30分钟也可，不仅对胎儿有益，更能有效缓解准妈妈的担心与焦虑。

生活多美好

宝贝　你听到了吗

不必给我任何报答

养育你的日日夜夜

我已收获生命最美的时刻

牵着你的手　陪你慢慢走

我有多爱你　多想你知道

希望有一天　你站在我肩上

挥动着翅膀　把梦想打量

牵着你的手　陪你慢慢走

我有多爱你　多想你知道

希望有一天　你站在我肩上

挥动着翅膀　把梦想打量　宝贝

这首歌唱出了准妈妈的心声：一方面怕打扰熟睡的那份安宁，另一方面却又时刻在期待着纯真的笑脸，这种矛盾的交织让歌曲演唱者唱出了自己最为柔软的声音。这份爱，也是我们生存的这个星球里最为温暖的声音，正如跳跃的钢琴与舒缓的弦乐水乳交融，完美的声线表达着天下所有父母那份深沉的爱。

语言胎教：向宝宝传授各种知识

接近临产期了，准妈妈腹部明显增大，行动笨拙，很容易疲劳。这时绝不能因此而放松对胎儿的教育，因为胎儿发育越趋向成熟，大脑功能也越发达，胎教的效果也越好，准妈妈一定要利用好这段时间为胎儿上好最后一课。

● 准妈妈可以轻柔地朗诵一些趣味高雅、给人以启迪、使人精神振奋、有益于身心健康的书籍。如名人传记、名言，优美的抒情散文，著名的诗歌、游记，有趣的童话故事，以及有关胎教、家教、育婴知识的书籍等。

● 除了给胎儿读幼儿画册和讲故事外，家庭中的日常琐事，诸如爸爸为什么刮胡子、妈妈为什么要化妆、肥皂为什么起泡沫、洗澡做饭时感到的水温及锅烫手的感觉等，都可以讲给胎儿听，让他了解日常生活中的智慧和一般常识，以便出生后对日常生活中的事物更加感兴趣，同时这也是母子共同体验生活的一种方法。

到了孕39周，宝宝很快就会来到这个世界，临盆待产的准妈妈时刻盼望着与宝宝见面。同时，又恐惧分娩时刻会给自己带来的疼痛。准妈妈可以想象宝宝的模样，疼痛也会缓解很多的。

● 保健细节

过期妊娠如何处理

有的准妈妈对预产期到了还不分娩，感到十分着急，其实这并不能算是异常情况。预产期是大概的预定时间，适当提前和推后都是正常的。但是，预产期超过两个星期就属于异常情况了，在医学上称作过期妊娠。一般情况下，在接近超妊娠期限时，准妈妈应住院听从医生处理，尽早采取措施把孩子生下来。

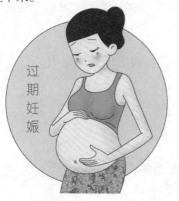

过期妊娠

准备一些助产小零食

此时你一定将所有的物品准备齐全等待宝宝的来临了。在进产房之前可以为自己准备一些助生产的小零食，既能缓解产房中紧张的情绪，还能快速地补充能量，从而减少分娩疼痛，提高顺产成功率。

孕10月乳房保健

此时你可以试着挤出初乳，这样有利于乳管开通、乳汁通畅，预防产后乳汁淤积。挤奶的方法是：将拇指和食指分别置于乳晕两侧，朝胸壁方向内压，挤压乳晕下方的乳房组织，按各个方向将乳窦中的乳汁排空，切不可捏挤乳头。

◉营养保健

煮夫当家：多吃富含蛋白质、碳水化合物的食物

怀孕第39周，准妈妈往往因为心理紧张而忽略饮食，这时丈夫应帮助爱妻调节心绪，做一些准妈妈爱吃的食物，以减轻心理压力，正常地摄取营养。为了储备分娩时消耗的能量，准妈妈此时应多吃富含蛋白质、碳水化合物等热量较高的食物，还要注意食物口味清淡、易于消化。如鱼、土豆、红薯或者鸡蛋汤、粥、面条等都是易消化的食物。

红枣炖猪肘：气血双补，补虚助产

【原料】红枣5枚，水发黄豆50克，猪肘1个，生姜、葱、精盐、冰糖、红糖、料酒各适量。

【制作】将红枣洗净，猪肘去净毛，生姜去皮切片，葱洗净捆成小把；锅内加水烧开入猪肘、料酒，用中火煮至血水净，捞起冲净；把猪肘放入盅内，加入生姜、葱、红枣、黄豆、冰糖、红糖、精盐、清水加盖，入蒸屉隔水炖2小时，去掉姜、葱食用即可。

【功效】本品和胃健脾，气血双补，对临产阴虚气弱、乏力、口干等症有功效，且有助于产后恢复。

糙米空心菜粥：清热，利尿，助产

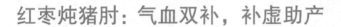

【原料】空心菜250克，糙米50克，精盐适量。

【制作】在锅内放入适量清水、糙米，煮至粥将热时，加入空心菜、精盐，再继续煮至粥熟即可。

【功效】准妈妈临产时食用此品，有清热、凉血、利尿、助产的作用。

把住嘴：忌大量吃夜宵

准妈妈大量吃夜宵有以下危害：

危害1： 加重胃肠负担，无助胎儿营养。

一些准妈妈常误以为，只要自己吃得好，孩子就能补充更充足的营养，于是晚上即使不饿，也会吃些夜宵再入睡。其实，这样非但没有为胎儿补充营养，反倒会加重胃肠负担。

危害2： 增加体重，影响产后恢复。

一般到了夜间，人体代谢降低，热量消耗相对白天较少。如果准妈妈此时再大吃一顿夜宵，多余的热量会转化为脂肪堆积，造成母体过胖，体重超标，这样不但会增加难产概率，而且对产后的身体恢复带来影响。

因此，建议准妈妈尽量不要养成吃夜宵的习惯。要知道准妈妈和胎儿的营养，奠基于均衡饮食、多样化摄取各种天然食物，而不是简单地多吃。

●做对胎教

怡情胎教：分娩前不可多思多虑

分娩前，准妈妈不必多虑，你的疑问"高血压怎么办"、"心率过速怎么办"，医生自会处理。而"能否顺利分娩"的问题，更用不着去担心，还没有发生的事，想它又有什么意义呢？况且你并不一定会难产啊。让还没有发生的事，徒然增添精神紧张，没有必要。准妈妈尤其不要听信别人关于分娩如何可怕的说法，生活中自有喜欢夸大其辞之人。准妈妈应该做的是临产前吃好、睡好，养足精神。准妈妈要保持坦然的心理、平稳的情绪、冷静的头脑，以必胜的信心迎接生产的来临。

语言胎教：讲故事《驴子与狗》

本周，准妈妈应继续进行语言胎教。下面向准妈妈推荐一则胎教故事《驴子与狗》。

驴子与狗

驴子与狗一起外出赶路，发现地上有一封密封好的信。驴子捡起来，撕开封印，展开信纸大声朗读。信里谈到饲料、干草、大麦以及糠麸。狗听到驴子读的这些，很不舒服，不耐烦地对驴说："好朋友，快读下去，看有没有提到肉和骨头。"驴子将信全部读完后，仍没有发现信中提到狗所想要的东西，狗就说："把它扔了吧，朋友，都是些没有什么兴趣的东西。"

这个故事告诉我们，有些人总是以自己的意愿代替他人的意愿，这种做法是不对的。

音乐胎教：倾听《爱之梦》

准妈妈很快就要分娩，心理上难免有些紧张，应选择既柔和而又充满希望的乐曲，如《爱之梦》、《让世界充满爱》、《我将来到人间》以及《水上音乐》等。特别推荐匈牙利作曲家李斯特所作的《爱之梦》。

爱之梦

阵阵清风唤醒沉睡的梦

慢慢启开双眸只见晨雾朦胧

几缕晨光射入帘缝照在窗旁花丛

阵阵清风诉说远方的梦

送来声声晨钟伴随心潮涌动

所有伤痛消失无踪只留画意深浓

那阵阵凉爽的风撩动心胸

那轻柔荡漾的晨雾让心情朦胧

只想永远能这样虚实尽如梦中

啊，爱之梦！

……

这首曲子主旋律的表达是：爱吧！能爱多久就爱多久。亲爱的宝宝，能爱多久就爱多久。每天定时欣赏，能够收到很好的胎教效果。

大多数的胎儿都将准时在这一周诞生，这时胎儿所处的羊水环境也将由原来的清澈透明变得有些浑浊，呈乳白色。胎盘的功能也从此逐渐退化，到胎儿娩出即完成它的使命。

◉ 保健细节

临产前不要憋大小便

有些准妈妈临产前准备不充分，往往憋着大小便上产床，这样对安全分娩是不利的。在分娩过程中，子宫强而有节律的收缩，促使胎儿娩出，如果不排空大小便，使子宫周围挤压过紧，必然会使子宫收缩费力，进而使胎儿先露部位受阻而难以娩出，以致宫口迟迟不开。这样就会使胎头在盆底较长时间地压迫膀胱和肛门括约肌，造成括约肌麻痹而导致产后尿潴留和产后大便困难。此外，还可因腹压增加而造成准妈妈在分娩过程中不由自主地大小便溢出，使外阴受到污染。

巧克力是"助产大力士"

分娩过程势必要消耗孕妇极大的体力，这些消耗除孕妇体内储存的能量外，最好能在分娩过程中适当给予补充，才有利于孕妇顺利分娩。很多专家向广大孕妇推荐的"分娩佳食"是巧克力。

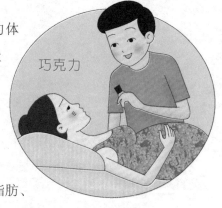

巧克力含有丰富的碳水化合物、脂肪、

蛋白质，还有铁、钙以及B族维生素等。同时，巧克力中的碳水化合物可迅速被身体吸收利用，比鸡蛋快得多。因此，在准妈妈分娩前应准备些优质巧克力，以备在其分娩过程中食用，及时补充消耗的体力。

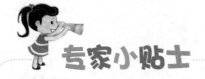

民间的习惯是于临产前让产妇吃白糖（或红糖）卧鸡蛋或吃碗肉丝面、鸡蛋羹等，这也是临产前较为适宜的饮食。

减轻产痛的心理调节方法

焦虑、恐惧等不良的情绪反应可使自身疼痛域值下降，加重疼痛。而疼痛又加重焦虑、恐惧等情绪，形成恶性循环。因此，准妈妈应正确对待产痛，并学会减轻产痛的方法。

● 增强分娩的信心，保持良好的情绪，可提高对疼痛的耐受性。

● 想象及暗示。想象宫缩时宫口在慢慢开放，阴道在扩张。胎儿渐渐产出，同时自我暗示："我很顺利，很快就可以见到我的宝宝了。"

● 待产时进行肌肉松弛训练，深呼吸、温水浴、按摩、改变体位等都是有助于放松的方法。

● 看你最喜欢的照片或图片、图书，看电视、听音乐、交谈都可以分散注意力，减轻疼痛。

●营养保健

煮夫当家：摄取蛋白质，停服钙剂

　　宝宝终于要出生了！分娩是一项体力活，产妇会有巨大的能量消耗。临近生产时，准妈妈应该多吃富含蛋白质、碳水化合物等高能量的食物，停止服用钙剂和鱼肝油，以免加重代谢负担。

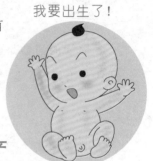

我要出生了！

豆浆小米粥：补充维生素B_1，促进顺产

　　【原料】黄豆250克，小米500克。

　　【制作】将黄豆、小米分别择去杂质，放入盆内用冷水浸泡2~3小时，然后磨成稀浆，过滤去渣取汁，盛入盆内；锅内加适量水烧沸，把滤好的浆汁下入锅内，边下边搅，煮沸即可。

　　【功效】本品中黄豆、小米均含有较多的维生素B_1，而且还含有蛋白质、脂肪、碳水化合物和其他维生素。孕妇多食此粥，可补充多种营养素和预防维生素B_1缺乏症，促进顺产。

羊肉红枣黄芪汤：利产，帮助产后恢复

　　【原料】鲜羊肉1500克，红枣、红糖各250克，黄芪、当归各50克。

　　【制作】临产前几天，每天取以上原料的1/3，洗净，加入1000毫升水，同放锅内煮汤，待剩500毫升水时，取出，分为两份，早晚各服1份即可。

　　【功效】此汤可增强孕妇体力，有利于分娩，还可镇静安神，补铁益血，防止产后恶露不止，有益于产后身体的恢复。

把住嘴：不要贪吃冷饮

准妈妈在怀孕期，胃肠对冷热的刺激非常敏感，多吃冷饮会使胃肠血管突然收缩，胃液分泌减少，消化功能降低，从而引起食欲不振、消化不良、腹泻，甚至引起胃部痉挛，出现剧烈腹痛等现象。而且准妈妈的鼻、咽、气管等呼吸道黏膜往往充血并有水肿，如果贪食冷饮，充血的血管突然收缩，血液减少，可致局部抵抗力降低，使潜伏在咽喉、气管、鼻腔、口腔的细菌与病毒乘机而入，引起咽喉痛哑、咳嗽、头痛等。此外，胎儿对冷的刺激也很敏感，当孕期喝冷水或吃冷饮时，胎儿会在子宫内躁动不安，胎动频繁。因此，准妈妈吃冷饮一定要有节制，切不可贪吃。

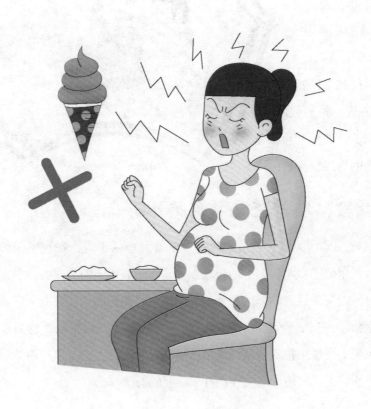

●做对胎教

语言胎教：给胎儿朗诵《三字经》

《三字经》是中国古代历史文化的宝贵遗产，是学习中华传统文化不可多得的儿童启蒙读物。它短小精悍，朗朗上口，千百年来，家喻户晓。其内容涵盖了历史、天文、地理、道德以及一些民间传说，故熟读《三字经》可知天下事。基于历史原因，《三字经》不可避免地含有糟粕，但其独特的思想价值和文化魅力为人们所公认，被历代奉为经典。因此，让胎儿也接受一下传统的启蒙教育吧！

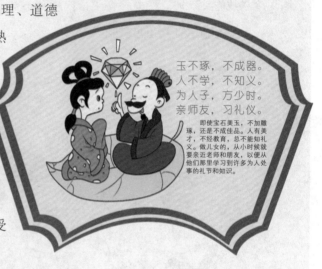

玉不琢，不成器。人不学，不知义。为人子，方少时。亲师友，习礼仪。

即使宝石美玉，不加雕琢，还是不成佳品。人有美才，不经教育，总不能知礼义。做儿女的，从小时候就要亲近老师和朋友，以便从他们那里学习到许多为人处事的礼节和知识。

音乐胎教：准爸爸唱歌给胎儿听

有人在实验中发现：胎儿特别喜欢听准爸爸的声音，在准爸爸的歌声和抚摸下，能用似乎"陶醉"了的轻轻摇晃动作来表示他的满意心情。还可使胎儿与未见面的父母进行感情沟通，从而缩短心灵的距离，使彼此之间的关系更为和谐融洽。同时，经常聆听准爸爸准妈妈的声音，会使胎儿感到温暖与安全。准妈妈也会情绪稳定，从而母子产生心音共鸣，为宝宝出生后能形成豁达开朗、热情活泼、兴趣广泛的性格打下良好的心理基础。

胎教总结：早教还需持续

　　胎儿分娩时的经历，就是胎儿对胎教的总结。胎儿在出生以前，准妈妈已经给了胎儿音乐的、语言的、触摸的刺激，为他输入了"信息流"，对胎儿的感觉器官和大脑产生了一定的影响，促进了神经元结构的形成。多数人认为，早教至此应该告一段落。但由于在宝宝出生后6个月之内，是大脑细胞增殖的另一高峰期，至3岁以前，则是神经系统髓鞘形成的高峰时期，所以新生宝宝和胎儿一样，也需要充分的营养供给，并继续需要适宜的信息刺激，才能进一步促进其神经系统的发育。因此，从这个意义上说，早教还需持续一段时间，直到与学前教育衔接上为止。